AF469109

LE

CANCER

ET

SON PARASITE

(Action thérapeutique des produits solubles du Champignon)

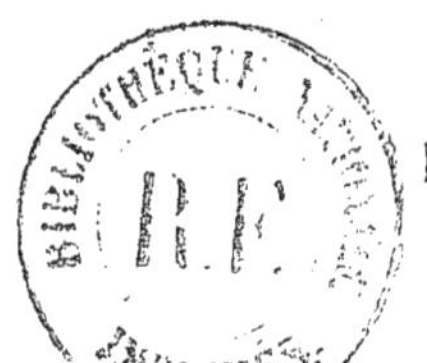

PAR LE

Docteur BRA

Avec 28 figures dans le texte

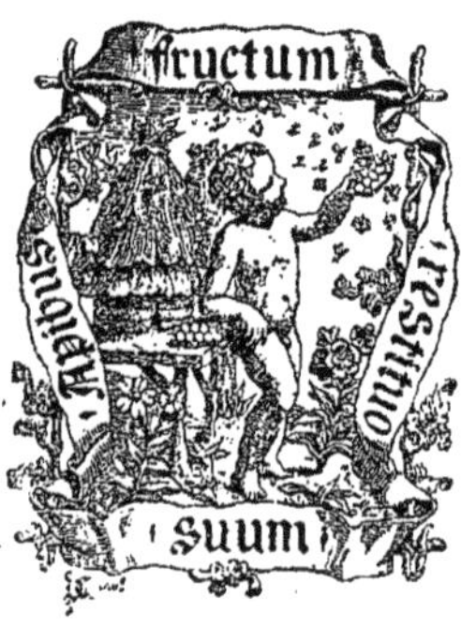

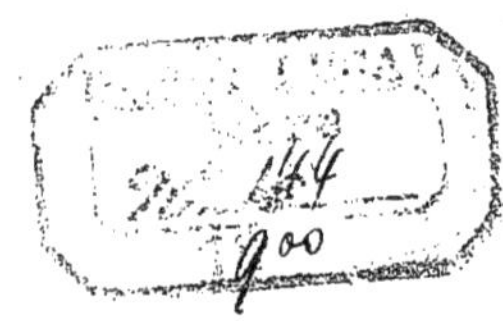

PARIS

SOCIÉTÉ D'ÉDITIONS SCIENTIFIQUES

PLACE DE L'ÉCOLE DE MÉDECINE

4, Rue Antoine-Dubois, 4

1900

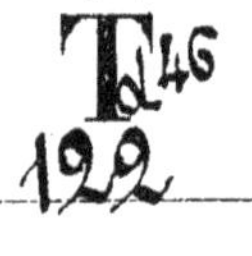

LE CANCER

ET

SON PARASITE

(Action thérapeutique des produits solubles du Champignon)

LE

CANCER

ET

SON PARASITE

(Action thérapeutique des produits solubles du Champignon)

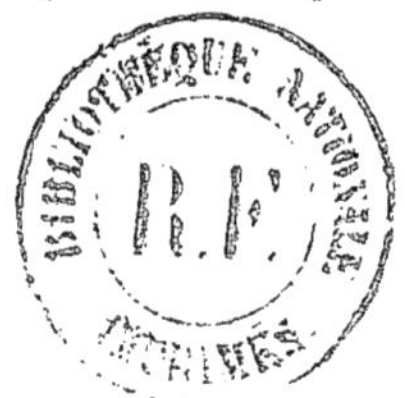

PAR LE

Docteur BRA

Avec 28 figures dans le texte

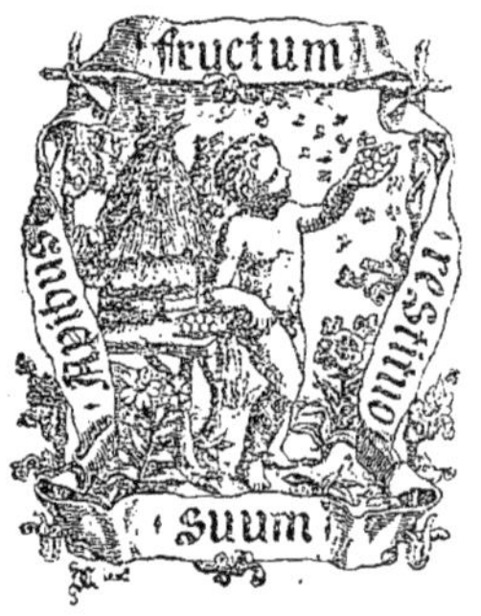

PARIS
SOCIÉTÉ D'ÉDITIONS SCIENTIFIQUES
PLACE DE L'ÉCOLE DE MÉDECINE
4, Rue Antoine-Dubois, 4

1900

PRÉFACE

Tout indique que la pénombre mystérieuse qui enveloppe le cancer va se dissiper et que nous touchons au moment où sera proclamée la solution du problème histologique que se transmettent, depuis des siècles, les générations médicales.

Les cultures du parasite s'obtiennent un peu partout, en Europe et en Amérique et le jour approche où le cancer, jusqu'alors confiné dans les laboratoires d'histologie pathologique, appartiendra à la Mycologie.

Nous pensons qu'il est utile de fixer, dès à présent, la part que nous croyons avoir apportée à cette orientation nouvelle, et d'exposer, dans une courte monographie, l'état actuel de nos recherches, les résultats acquis, les idées générales et les notions fécondes qui s'en dégagent au point de vue de la prophylaxie et du traitement.

Nous remplissons un devoir agréable, en remerciant publiquement notre habile collaborateur et ami H. Chaussé, dont le dévouement a été de tous les instants et dont la part dans ce travail est grande, notre ami, M. E. Chaix, dont l'esprit libéral et si ouvert aux idées nouvelles, s'est plu à munir notre laboratoire de tout ce qui pouvait favoriser nos recherches.

Nous avons rencontré d'autre part, assez de dénigrement et d'hostilité pour que nous nous fassions un véritable plaisir d'adresser l'expression de notre reconnaissance à MM. Aubeau, Bazy, Michaux, Gérard Marchant, Denucé, qui ont bien voulu nous fournir les pièces d'opérations sur lesquelles repose ce travail, à tous ceux qui nous ont donné un appui moral, en s'intéressant à nos recherches, en examinant nos préparations, en se faisant nos interprètes, en nous soutenant de leurs sympathies : MM. Armand Gautier, Latteux, Mongour, Gombault, Malassez, Darier, Tapie, Vuillemin, Gley, Langlois, et tant d'autres.

Nous ne pouvons les nommer tous ici. Qu'ils n'en soient pas moins assurés de notre vive gratitude.

Nous adressons aussi tous nos remerciements à M. Karmansky, au talent duquel sont dues les figures originales contenues dans notre premier travail et nos compliments à M. Côgit dont l'excellent appareil microphotographique a permis à notre collaborateur d'obtenir les autres figures qui accompagnent le texte.

BRA.

Paris, juillet 1900.

AVANT-PROPOS

La théorie parasitaire du cancer reposait jusqu'à présent sur quatre ordres de faits :

1° Sur quelques faits expérimentaux de greffe positifs, greffes humaines au porteur, greffes d'animal à animal, de l'homme à l'animal.

2° Sur des faits d'observation clinique, faits de transmission du cancer de l'homme à l'homme, de l'homme à l'animal, de l'animal à l'homme, de l'animal à l'animal, fréquence des métastases et analogies cliniques de la cancérose aiguë avec les infections.

3° La théorie parasitaire s'appuyait, d'un autre côté, sur des arguments tirés de la comparaison établie entre le cancer et les productions pathologiques des animaux (coccidiose du lapin) et des végétaux (chancre ou cancer des arbres).

4° Elle reposait enfin sur la découverte dans les néoplasmes de figures intra ou extra-cellulaires, ou intra-nucléaires dont il était difficile de donner l'explication et qui, pour le plus grand nombre des savants, sont des coccidies, pour d'autres des levures et, pour l'immense majorité, de simples éléments anatomiques désorientés ou dégénérés.

Nous ne parlons pas de la théorie microbienne qui inspira les travaux de Rappin, de Scheuerlen, de Schill, de

Domingo Freire, de Koubassof, etc., elle est actuellement abandonnée.

La théorie coccidienne ou plutôt psorospermique a passé par deux phases très distinctes que nous devons brièvement résumer.

En 1889, Malassez décrit des coccidies dans une tumeur de la mâchoire. Darier et Wichkam, dans la psorospermose folliculaire végétante et aussi dans le cancer du sein, signalent des corps sphériques en ovoïdes, nus ou entourés d'une membrane à double contour, tantôt isolés, tantôt groupés, dont la structure diffère de celle des cellules malpighiennes. Korotneff décrit les stades évolutifs de ces formes auxquelles il a donné le nom de *Rhopalocephalus carcinomatosus*.

Les formes décrites aussi par MM. Hache et Vincent ressemblent aux précédentes. Pour ces auteurs, les globes épidermiques ne sont autre chose que des coccidies.

Albarran, de son côté, parle de cellules arrondies ou ovalaires à protoplasma granuleux, présentant un noyau et parfois un nucléole. Les unes sont encapsulées ; les autres sont nues. Quelques-unes ne présentent plus de noyaux visibles et contiennent 6 ou 8 corpuscules brillants.

Les formes décrites par Noeggerath et Clarke se rapportent au même type.

Thoma signale, isolés ou groupés dans les noyaux épithéliaux qui perdent presque complètement leur colorabilité, des organismes unicellulaires de 13, 15 μ de diamètre avec protoplasma, noyau et parfois même nucléole.

Nils Sjöbring suit le parasite dans ses phases de sporulation et montre un sarkode en train d'envahir un noyau cellulaire.

Soudakewitch décrit des parasites nucléés ou sans noyau. Ils ont tantôt le volume d'une cellule, tantôt le diamètre d'un noyau. Il dessine des corps d'aspect colloïde, homogènes, à prolongements radiés, à contenu en forme de rayons, de globules, d'étoiles, des formes de reproduction, des spores portées sur de longs filaments, des corps en croissant, etc.

Podwyssowski et Sawtschenko signalent, dans les cellules, de petites masses rondes contenant dans un protoplasma homogène des grains arrondis, formés en fuseau. Les parasites extra-cellulaires sont pour eux, des sporocystes.

Les dessins de Foa concernent les mêmes formes.

Les travaux de Nœggerath, Clarke, Ruffer, Walker et Plimmer, Pfeiffer rentrent dans le même ordre d'idées.

Bosc, dans un mémoire très intéressant, distingue parmi les éléments parasitaires, des formes microbiennes, des granulations, des formes cellulaires ou enkystées. Il étudie le mode de reproduction de ses coccidies et leur reconnaît plusieurs cycles évolutifs : le cycle sporulé à spores volumineuses, le cycle sporulé à microspores, le cycle asporulé à morula, le cycle à microsporozoïtes et la division directe.

Il est fâcheux que M. Bosc n'ait pu réussir à obtenir des cultures en série des « *formes microbiennes rondes ou des corpuscules lancéolés* » cédés par les ensemensements de sa tumeur ; le distingué Professeur n'eût pas tardé à être fixé sur la véritable place de ces organismes dans la classification.

Nous nous excusons de ne donner qu'un résumé sommaire de tous ces si importants et intéressants travaux, mais le sujet est si vaste qu'il est impossible, on le conçoit, d'entrer ici dans les détails, comme il est impossible de citer les auteurs qui, tout en décrivant des éléments insolites dans les tumeurs cancéreuses, ne se sont prononcés ni pour, ni contre le parasitisme.

La théorie coccidienne a été combattue par Borrel, Cazin, Duplay, Fabre-Domergue, Brault, en France, Ribbert, Klebs, Torok, Schutz, Schwarz, en Allemagne, etc.

Pour ces savants, les protozoaires observés ne sont que des cellules totalement ou partiellement dégénérées et les formes décrites n'ont, avec les coccidies, que des ressemblances morphologiques sans en posséder les caractères. Elles se rattachent par des graduations insensibles à la cellule néoplasique dont elles émanent par voie de dégénérescence. Comme tous ces éléments soi-disant tissulaires sont représentés dans les cultures du parasite isolé par nous des tumeurs cancéreuses, nous n'entrerons pas dans le détail de cette discussion, magistralement exposée, d'ailleurs, dans l'ouvrage de Fabre-Domergue sur les cancers épithéliaux. Ce travail qui est et restera le monument le plus considérable qui ait été consacré à la théorie histogéniste de la désorientation et de l'anarchie cellulaires, ne laissa pas que d'en imposer aux partisans de la théorie psorospermique qui jetèrent résolument par dessus bord le plus grand nombre des formes parasitaires du début. C'est ainsi que de l'avis même de Podwyssowski, les inclusions du type Darier-Wickham les grégarines de Vedeler, de Kourloff, de Korotneff ne sont que des cellules épithéliales kératinisées, les cellules libres d'Albarran, de Pfeiffer et enfin quelques-unes des formes décrites par Podwyssowski lui-même, par Soudakewitch, Sawtschenko ne peuvent être considérées non seulement comme des spoozoraires mais même comme des parasites ; les inclusions sphériques, métachromatiques regardées comme telles par Foa, Ruffer, Borrel, Burkhardt, ne sont en réalité que des cellules intra-cellulaires remplies et distendues par du mucus.

Les véritables parasites sont les êtres infiniment petits décrits par Thoma, Sjobring d'abord, puis par Sawtschenko, Soudakewitch, Ruffer et Walker, Ruffer et Plimmer, Gallovay, Borrel, etc., et se trouvent dans la cavité des cellules cancéreuses.

On verra, par la suite, qu'une telle concession aux histogénistes était superflue. Les parasites se rencontrent aussi bien dans les figures et les descriptions de Darier et des premiers observateurs, que dans celles de Sawtchenko et des néo-coccidistes ; mais, généralement parlant, à des phases différentes d'évolution et de fructification.

En résumé, tous les savants, partisans de la théorie psorospermique ont parfaitement vu et décrit le parasite.

De la théorie elle-même, on verra ce qu'il faut en penser. La nature du parasite ne pouvait être reconnue que dans ses cultures.

La théorie des levures ou des Blastomycètes, se rapproche beaucoup plus de la vérité au point de vue classification. Elle a débuté certainement par les recherches de Russel (1890), qui a décrit dans les tumeurs cancéreuses des corps très réfringents, mesurant de 0mm,005 à 0mm,019, ne montrant ni noyau ni protoplasma, ni structure intime, mais se colorant parfaitement par la fuchsine.

Puis sont venus les travaux de Nissen, de Sanfelice (1895), Roncali, Busse, Maffucci et Sirleo, Rossi-Doria, Léopold, Grawitz, Aievoli, Secchi, Kahane, Corselli et Frisco.

Cette théorie tient tout entière dans le résumé suivant, publié par Roncali en 1898, dans le *Centralblatt fur Bakteriologie* :

1° Les néoplasmes malins de l'homme et des animaux montrent, dans le protoplasma des cellules et dans le tissu conjonc-

tif, des corps qui ne dérivent pas des cellules, mais qui sont étrangers aux tissus animaux (Roncali, Sanfelice, Rossi Doria, Aievoli, d'Anna, Binaghi).

2° Ces corps sont morphologiquement identiques avec ceux qui ont été désignés sous le nom de coccidies par différents auteurs, dans les cellules de l'épithéliome et du sarcome (Roncali, Sanfelice).

3° Les corps trouvés dans le cancer sont aussi morphologiquement identiques aux blastomycètes que l'on rencontre dans les tissus des animaux inoculés, lorsque ces derniers l'ont été avec des cultures pures des ferments organisés (Sanfelice, Roncali).

4° Ils résistent aux acides concentrés et aux alcalis, à l'instar des blastomycètes dans les tissus (Roncali, Sanfelice).

5° Ils se trouvent habituellement en petit nombre dans les néoplasmes malins, exceptionnellement dans d'autres processus pathologiques (Sanfelice, Roncali).

6° Ils sont répartis dans des endroits déterminés au sein des néoplasmes humains ; on les trouve à la périphérie du tissu de nouvelle formation, dans les parties qui contribuent à l'accroissement de la tumeur et non au centre du néoplasme, où l'accroissement est terminé, et qui ne contient que des éléments dégénérés. On les rencontre d'ailleurs dans le protoplasma cellulaire, entre les éléments du tissu conjonctif, exceptionnellement dans le noyau. Leur présence n'est pas une question de hasard. Ils sont bien en rapport avec le développement du néoplasme (Roncali, Sanfelice).

7° Ils réagissent par le moyen d'une méthode de coloration spéciale.

8° Isolés, en cultures pures, des tissus de l'homme et des animaux inoculés, ils s'introduisent dans les cellules des tissus pathologiques et entre les faisceaux du tissu conjonctif, où ils présentent les mêmes formes de cellules incluses que dans les tumeurs de l'homme et des animaux qui ont fourni les cultures pures (Sanfelice, Curtis, Corselli et Frisco, Roncali, Maffucci et Sirleo).

9° Ces corps inclus donnent la réaction de la cellulose (Binaghi), caractère qui les sépare des formes dégénératives.

10° Les lésions produites par l'inoculation des blastomycètes sont variables suivant l'espèce animale. Les mammifères supérieurs, comme le chien, présentent moins de réceptivité pour l'infection blastomycétique que les mammifères inférieurs (cobaye, rat, lapins, souris, etc.). Certains blastomycètes donnent lieu à des infections avec foyers multiples chez ces derniers, alors qu'ils ne produisent que des foyers isolés au point d'inoculation chez les autres. Chez les premiers, ils se montrent très nombreux dans toutes les parties de l'organisme. Chez les seconds, ils affectent la même répartition que celle indiquée pour les tumeurs humaines (Sanfelice).

11° Quelques blastomycètes donnent, chez les animaux inoculés, des lésions vraiment néoplasiques ne présentant pas les caractères de l'inflammation (Sanfelice, Roncali).

12° Chez les mammifères élevés (chien), les blastomycètes, après avoir produit un néoplasme au point d'inoculation, se propagent par les voies lymphatiques, donnent lieu à des lésions secondaires dans différents organes et entraînent la cachexie (Sanfelice).

13° L'inoculation de blastomycètes en culture pure dans la mamelle d'une chienne a développé un néoplasme de nature épithéliale (Sanfelice).

Dans un travail, antérieur il est vrai, (*Annales de micrographie*, novembre 1896) Roncali fait des réserves qui enlèvent quelque peu de valeur à ces conclusions. Insistant sur la *rareté extraordinaire* des parasites dans les néoplasmes, il s'exprime ainsi : « *Dans la plupart des cas, les levures s'y trouvent en très petit nombre et quelquefois elles sont si rares que, pour en découvrir une, soit dans le protoplasma, soit dans le noyau cellulaire, soit entre les faisceaux du tissu conjonctif, il faut faire et étudier des centaines de coupes de fragments choisis aux différents endroits d'une même tumeur. Aussi peut-on taxer de légèreté les observateurs qui, après avoir fait une douzaine de coupes d'un fragment de néoplasme sans aucun résultat, viennent solennellement nous assurer que dans la tumeur observée, il n'y avait pas trace de levures.* »

On verra, dans le cours de cette brochure, à quelle conclusion diamétralement opposée nous aboutissons au sujet du nombre des parasites dans le cancer. Mais continuons nos citations et voyons ce que dit M. Roncali au sujet des ensemencements et des tumeurs expérimentales : « *En considérant ces dernières observations (l'exiguité du nombre des individus dans une tumeur et la presque constante dégénérescence qu'ils subissent..) on comprend aisément qu'il faudrait, pour réussir à obtenir ces cultures pures, avoir recours à un tel fractionnement de la tumeur, que l'on n'aurait plus, en cas de succès, aucune certitude au sujet de la provenance des levures développées qui pourraient, en ce cas, ne représenter qu'une infection atmosphérique. D'autre part, un résultat négatif n'autoriserait pas à conclure à l'absence des levures dans une tumeur, vu que l'exiguité en nombre, des individus qui pourraient y être contenus, pourrait avoir causé le résultat négatif des recherches et que leur dégénération probable pourrait expliquer l'absence de résultat dans l'inoculation.* »

Le distingué médecin de Rome insiste encore sur l'exiguité du nombre des levures : « *On pourrait aboutir à quelques résultats positifs par les cultures et les greffes pratiquées avec des tumeurs très riches en levures : mais ces tumeurs sont si rares que, depuis le temps qu'on a commencé à parler de l'origine parasitaire des néoplasmes malins, on n'en trouve que très peu de cas dans la littérature et, parmi les plus beaux, celui de Soudakewitch, celui de Jackson Clarke, le mien, et celui tout à fait intéressant de M. Otto Busse, qui, à mon avis, ne l'a pas étudié et illustré comme la rareté du cas l'aurait mérité.* »

Soulignons enfin cette dernière phrase : « *En considérant les faits que je viens d'exposer, on comprend facilement que M. Sanfelice ait abandonné dans ses recherches la* VOIE DIRECTE, *c'est-à-dire l'isolement des levures des néoplasmes malins et les greffes par les tissus néoplasiques sur les animaux, se bornant à la* VOIE INDIRECTE, *c'est-à-dire à la reproduction des tumeurs par l'inoculation sur les animaux, de cultures pures des levures obtenues d'autres sources, voie indirecte qui est, au point de vue scientifique, la plus sûre et à laquelle on ne saurait rien objecter.* »

Il faut donc que les cultures soient bien difficiles à obtenir. M. Roncali, d'ailleurs, à la suite de son dernier travail (1898), reconnaît que les tumeurs produites par l'inoculation de blastomycètes aux animaux « *ne sont pas de vraies tumeurs humaines* », et que « *pour résoudre le problème de l'étiologie des tumeurs malignes il faut obtenir la reproduction expérimentale de vrais néoplasmes par le moyen de blastomycètes, c'est-à-dire reproduire avec un blastomycète isolé d'une tumeur d'un animal déterminé et obtenu en culture pure, la même tumeur chez un animal de même espèce préalablement inoculé avec la culture.* »

Nous avons tenu à préciser ces points très importants, afin que la part de chacun, dans ce captivant problème, soit bien délimitée. Faisons enfin une place à part aux formes filamenteuses décrites un an avant la première communication de Sanfelice, par M. Joseph Kremer, de Vienne, qui a soutenu l'existence de deux espèces d'aspergillus, l'une dans le carcinome, l'autre dans le mélanosarcome. Les parasites végétaient aussi bien sous forme de levures bourgeonnantes que sous forme filamenteuse. L'auteur prétend même qu'un appareil conidien d'*Aspergillus* trouvé dans une préparation du tissu frais de carcinome, s'était développé dans la tumeur.

Tel était, esquissé à grands traits, l'état de la question lorsque fut présentée à la Société de biologie, le 5 novembre 1888, notre première note sur *un champignon parasite du cancer*, note un peu hâtive, inexacte sur plusieurs points, mais imposée par la nécessité de prendre date. Le travail ne passa pas sans encombre et M. le professeur Bouchard proposa, avant de l'insérer, de le soumettre à l'examen de M. Fabre Domergue, le représentant le plus autorisé de la théorie anti-parasitaire.

Dans la séance suivante, M. Fabre Domergue, avec une loyauté et une indépendance d'esprit auxquelles nous nous plaisons à rendre publiquement hommage, proposa l'insertion dans les termes suivants ;

« *Sur la demande de la Société, j'ai examiné les faits contenus dans le travail de M. Bra, présenté à la dernière séance, et étudié les préparations qu'il a bien voulu me communiquer. Ces préparations portaient : 1° sur les produits de ses cultures ; 2° sur le sang de cancéreux fixé à l'état frais ; 3° sur des fragments de tumeurs fixés, coupés, colorés et montés dans le baume. Toutes sont bien exécutées et peuvent être facilement interprétées.*

» *En ce qui concerne les organismes décrits par lui dans* ses cultures. *il s'agit indubitablement de formes très nettes de champignons inférieurs et le doute n'existe qu'en ce qui a trait à leur provenance et au rôle étiologique qui leur est attribué.*

» *J'ai vainement tenté de résoudre ce dernier point par l'examen du sang et des coupes où devaient se rencontrer les parasites.*

« *Les préparations de sang, en effet, ne m'ont pas semblé démonstratives et les corps libres ou endo-globulaires, dans lesquels M. Bra veut reconnaître des organismes analogues à ceux de ses cultures, m'ont paru n'être, en grande partie, que des inclusions aqueuses comme on en obtient souvent dans les préparations incomplètement desséchées avant leur montage dans le baume.*

« *Sur les coupes, colorées au Gram, j'ai pu reconnaître que les corps désignés à mon attention comme des parasites également analogues à ceux des cultures, se rapportaient nettement soit aux corps fuschinés de Russell, soit aux altérations hyperchromatiques nucléaires dont j'ai donné la genèse dans un travail précédent.*

« *Enfin les tumeurs expérimentales dont M. Bra m'a montré des préparations et qu'il m'a dit provenir d'inoculations de cultures d'un carcinome humain, ne présentent aucun vestige du tissu épithélial néoplasique originel et se composent d'un tissu conjonctif assez hautement différencié tel que celui du fibro-sarcome par exemple.*

« *Ces réserves faites et considérant que les observations de M. Bra sont aisément contrôlables, je crois devoir en proposer l'insertion dans les comptes rendus de la Société* ».

Dans le cours de cette brochure, nous aurons à répondre aux réserves faites par M. Fabre Domergue, et, pour le moment, nous ne retiendrons que ceci, c'est « qu'il s'agit indubitablement de formes très nettes de champignons inférieurs » et que son coupes « se composent d'un tissu conjonctif assez hautement différencié, tel que celui du fibro-sarcome par exemple ».

Nous avons retouché et complété notre premier travail dans un article paru dans la « *Presse médicale* » le 22 février 1899, et dans lequel nous avons étudié, assez longuement, avec figures à l'appui (Fig. 1, 2, 3, 4), le mode d'isolement, la morphologie, la coloration, les caractères biologiques, les cultures du champignon isolé par nous des tumeurs cancéreuses. Après avoir analysé les tumeurs expérimentales obtenues et les modalités de l'infection, nous concluions ainsi :

1° En injectant à des animaux les cultures d'un champignon provenant de carcinomes humains et cultivé par nous à l'état de pureté, nous avons créé des tumeurs ayant indifféremment la structure typique du fibro-sarcome et du carcinome.

2° Les ensemencements de ces tumeurs expérimentales donnent régulièrement, comme ceux des tumeurs humaines, des cultures du parasite.

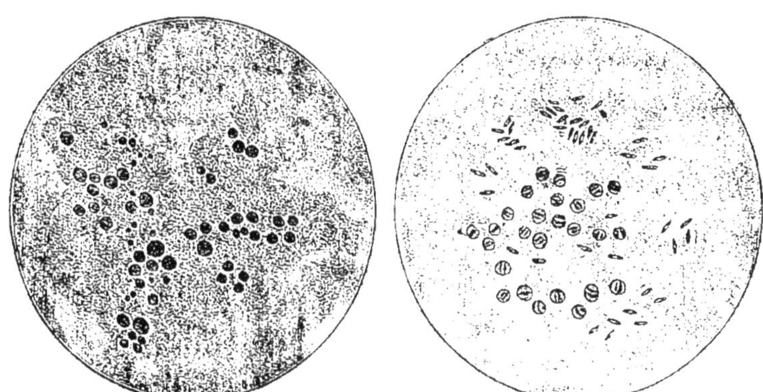

Figure 1. — Culture du champignon dans le bouillon Mamelle. (Zeiss, obj., immersion, ocul. 1 Karmansky del.)

Figure 2. — Petites spores rondes et cylindriques prises isolement. (Zeiss, obj., immersion, ocul. 1. Karmansky del.).

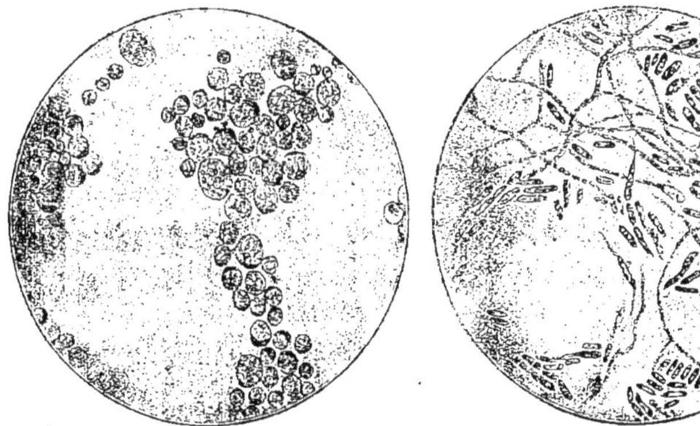

Figure 3. — Culture du champignon sur agar. (Zeiss, obj., immersion, ocul. 1 Karmansky del.).

Figure 4. — Culture du champignon sur tige de chou. (Zeiss, obj., immersion, ocul. 1, Karmansky del.).

Quelques modifications à cet article ont encore été apportées dans une note à l'Académie des sciences, le

10 juillet 1899 et dans un travail inséré dans les Comptes rendus du Congrès de Lille (1899).

Cinq mois après notre première communication et peu de temps après notre article dans la *Presse médicale*, H.-G. Plimmer annonçait à la Société royale de Londres (mars 1899) qu'il était parvenu à isoler des tumeurs cancéreuses à marche rapide et à cultiver des corpuscules arrondis, munis d'un point central, et possédant parfois, mais non dans les cultures jeunes, une capsule à double contour. Ces organismes se reproduisent par bourgeonnement. Il est possible, mais M. Plimmer n'affirme pas, qu'ils aient un autre mode de reproduction. Inoculées aux animaux, ces cultures produisent le plus souvent une infection mortelle qui s'accompagne de la production de nodules transparents dans le foie, la rate, l'épiploon, les intestins, les poumons. Le foie surtout présenterait toutes les lésions qu'on observe chez l'homme atteint du cancer de cet organe.

Le milieu dont s'est servi notre confrère de Londres est du bouillon de bœuf neutralisé et additionné de 2 0/0 de glucose et 1 0/0 d'acide tartrique. Les cultures se font dans une atmosphère d'hydrogène.

Au bout de 48 heures, il se produit dans ce bouillon un trouble qui s'accroît jusqu'au sixième jour, la production tombe au fond du ballon, laissant le liquide clair, il ne se forme pas de pellicules. Dans ce milieu solidifié par l'agar, l'organisme forme de petites colonies séparées, rondes, de couleur blanche, passant en quelques semaines au jaune. La gélatine n'est pas liquéfiée. Sur la pomme de terre, on obtient des cultures aérobies, mais celles-ci perdent leur virulence.

Au mois de septembre dernier, M. le Pr Gaylord de New-York, nous a montré des cultures qu'il avait, de son côté, obtenues d'un organisme isolé par lui des tumeurs cancéreuses. De plus, par son intermédiaire, nous avons pu faire une préparation d'une culture que lui avait donnée le Pr Plimmer. Le seul examen morphologique ne nous permet pas évidemment d'assimiler leurs parasites au nôtre, mais, si nous ne sommes pas autorisé à conclure à l'identité, nous pouvons, tout au moins, leur assigner une place voisine dans la systématique. Ce sont pour nous des confirmations.

De son côté, M. Chevalier, dans une note à l'Académie des sciences du 21 mai 1899 et dans sa thèse inaugurale du mois d'août suivant, a apporté une contribution à nos recherches.

Tout récemment enfin, le 15 février dernier, dans une communication faite à la Société des sciences de Nancy, M. le Dr Vuillemin, appliquant ses hautes connaissances botaniques à l'étude de notre parasite, l'a identifié au *Saccharomyces ruber* Demme, espèce qui n'a pas été jusqu'ici constatée dans les tissus, mais qui a été isolée du lait de vache, de l'urine d'un diabétique et des selles diarrhéïques d'enfants nourris au lait mal cuit.

Cet organisme se développe également sous forme d'un enduit rouge dans les fentes des seaux de bois qui servent à recueillir le lait. M. Demme l'a trouvé d'autre part sur des feuilles sèches de hêtre employées comme litière. Il provient donc probablement des débris végétaux.

M. Vuillemin n'a pas constaté de spores endogènes dans les cultures de notre parasite et il propose en conséquence, de le maintenir dans le genre provisoire *Cryptococcus*, sous le nom de *Cryptococcus ruber*.

En résumé, pour le savant botaniste, le parasite isolé par nous des tumeurs cancéreuses, est un blastomycète qui diffère, toutefois, par la couleur de ses cultures, des blastomycètes décrits jusqu'ici dans le cancer.

Ces appréciations émanent d'un observateur justement apprécié, et doivent être prises en grande considération, mais elles ne semblent répondre qu'en partie à la réalité des faits.

Les divergences, toutefois, sont plus apparentes que réelles et ne peuvent tarder à disparaître.

LE CANCER

ET SON PARASITE

(Action thérapeutique des produits solubles du champignon)

CHAPITRE PREMIER

LE CHAMPIGNON PARASITE DU CANCER

D'un grand nombre de néoplasmes divers, carcinomes de l'ovaire, épithéliomes de la langue, carcinomes du sein, sarcomes

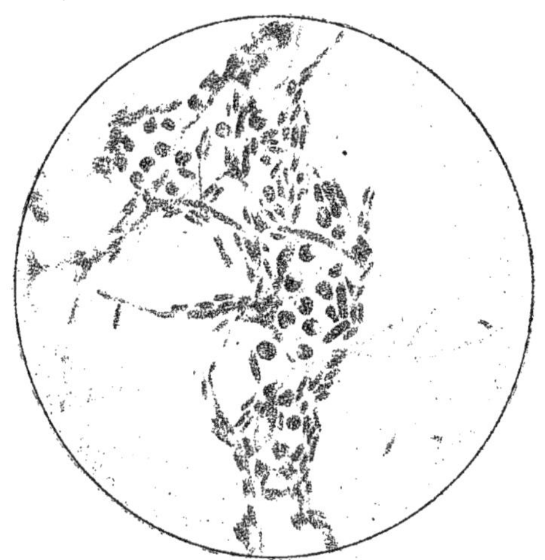

Fig. 5. — Parasite du cancer sur agar. Deux formes réunies. Microphoto. Gram. (Leitz. oc. 3. obj. 1|12).

du maxillaire, carcinomes de la glande parotide, épithéliomes du col utérin, carcinomes du corps de l'utérus, cancer du rectum, nous sommes arrivé à isoler régulièrement un champignon qui trouvera vraisemblablement sa place dans la famille des Pyrénomycètes. Ce champignon très polymorphe, se présente dans les cultures, sous deux formes principales :

Forme conidienne. — Elle est représentée par des cellules cylindriques, fusiformes, en navette, en croissant, bi ou multicellulaires, de 1 à 30 μ dans leur plus grand diamètre, qui peuvent donner naissance à des conidies secondaires, mais, le plus souvent s'allongent en filaments septés simples ou ramifiés, produisant des conidies terminales tantôt rondes, tantôt cylindriques et parfois des spores en file dans leur intérieur (Fig VI).

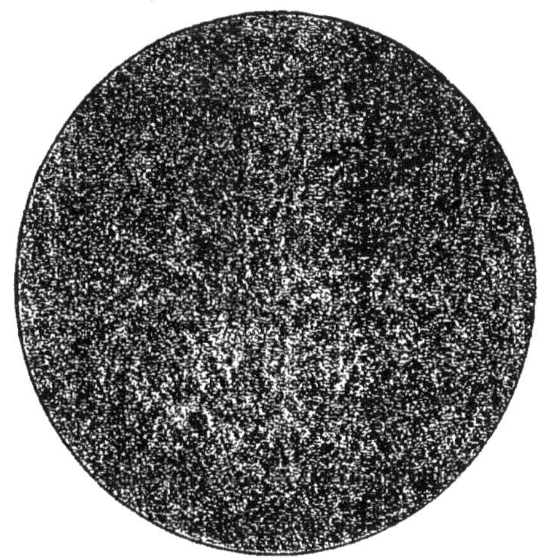

Fig. 6. — Parasite du cancer dans un bouillon de décoction végétale. Vieille culture. Filaments mycéliens produisant des spores dans leur continuité. Microphoto. Safranine. (Leitz. oc. 3. obj. 1/12).

Dans quelques cultures, les filaments du mycélium deviennent variqueux et produisent çà et là, dans leur trajet des spores à parois épaisses, séparées les unes des autres par des tronçons plus ou moins longs de mycélium stérile et qui présentent ainsi, croyons-nous, le caractère de chlamydospores.

Dans les cultures où domine cette forme filamenteuse, il se forme à la surface, des membranes, dans lesquelles les tubes de germination tantôt restent à l'état d'hyphes libres, de filaments déliés ou enchevêtrés irrégulièrement, tantôt se soudent les uns aux autres et forment des faisceaux homogènes (Fig. VII) qui

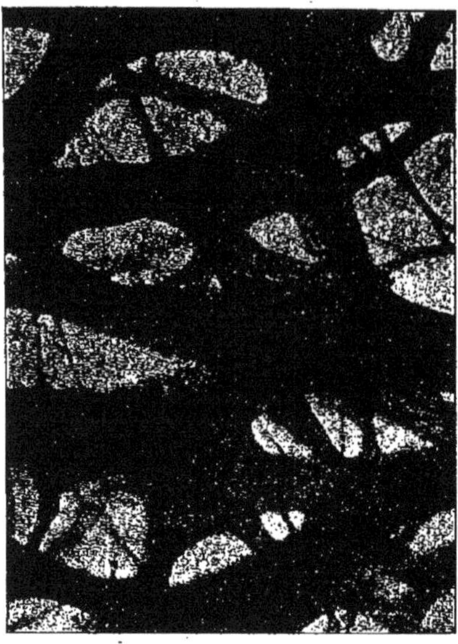

Fig. 7. — Champignon parasite du cancer. Mycélium formé à la surface d'un bouillon de décoction végétale. (Leitz. oc, 3, obj. 1|12) Microphoto.

circonscrivent des espaces interstitiels de grandeur et de configuration différentes, faisceaux qui arrivent à constituer un pseudoparenchyme parfois fort résistant (Fig. VIII).

Forme globuleuse. — Les cellules globuleuses du champignon sont réfringentes, de couleur jaune clair. Elles sont régulièrement arrondies ou ovoïdes. La compression leur imprime les formes les plus diverses et les rend polyédriques, atypiques. (Fig. IX, X, XI, XII).

Leur diamètre moyen est de 3 à 5 μ environ. Il peut aller jusqu'à 15, 20 et même 30 μ. Ces sphérules présentent une membrane enveloppe achromatique mince ou, au contraire, très épaisse et formant un double contour. Ces globules à paroi épaisse lisse et stratifiée, sont, pour M. Vuillemin, des chlamydospores. On les rencontre surtout dans les vieilles cultures.

Fig. 8. — Membrane formée à la surface d'une culture liquide. Phot. Leitz, oc. 3, obj. 7.

Fig. 9. — Champignon du cancer, forme levure. Agar. (Zeitz. oc. 3, obj. 1/12.)

Les cellules du champignon renferment une masse plasmique centrale qui prend vivement la couleur. Au début de leur évolution, lorsqu'elles sont pleines de plasma, elles se colorent uniformément, puis, lorsque le plasma diminue et qu'il se produit des vacuoles, elles se recouvrent des figures les plus variées, linéaires, punctiformes, réniformes, falciformes, etc., qui ont pu en imposer pour des stades de coccidies. M. Vuillemin s'est parfaitement rendu

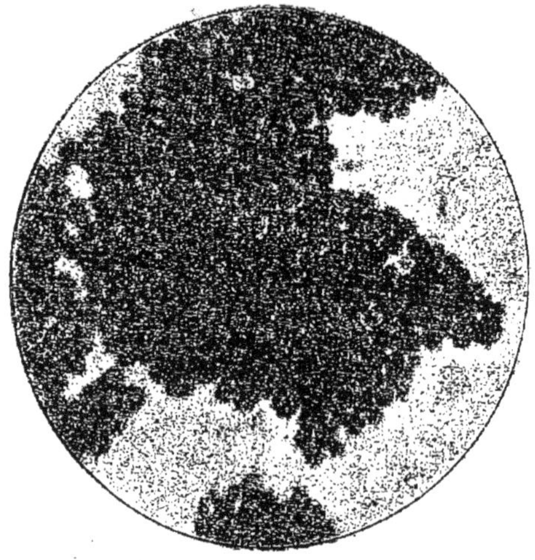

Fig. 10. — Champignon du cancer, forme levure. Agar. (Leitz. oc. 3, obj. 1/12).

compte de cette apparence : « Cette forme s'observe souvent, dit-il, (page 22) dans un élément qui vient de bourgeonner ; alors une grosse vacuole le dilate du côté opposé au bourgeon et le protoplasme est refoulé en calotte vers la base de la jeune cellule ; dans ce cas, l'aspect de croissant signalé par M. Bra, est réalisé naturellement sans artifice de préparation. » Comment se reproduisent ces cellules ? Dans nos premières communications, nous avons nié le bourgeonnement et nous admettions que les sphérules « donnent naissance par voie endogène à des spores dont la sortie paraît se faire sur tous les points de la surface ». Il est, en effet, des cultures, où il est impossible de discerner un bourgeonnement. M. Radais, auquel nous avons soumis une de nos cultures, tout en ne voyant pas de reproduction par voie endogène, a si peu observé

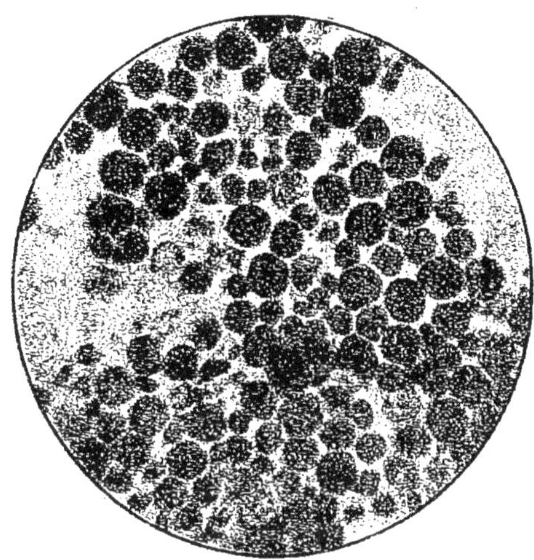

Fig. 11. — Champignon du cancer, forme levure Agar. (Leitz. oc. 3, obj. 1/12).

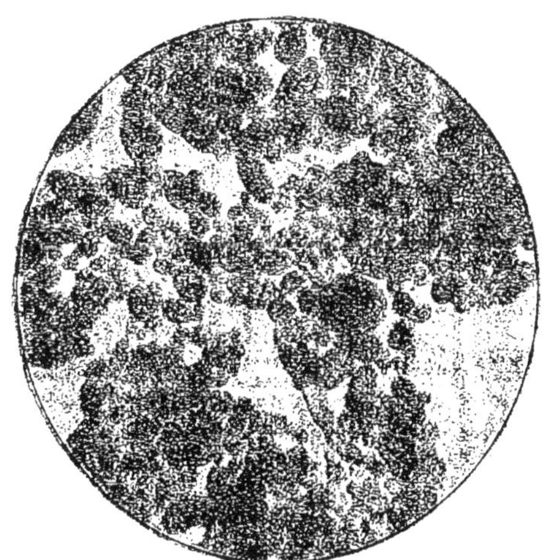

Fig. 12. — Champignon du cancer, forme levure Agar. (Leitz. oc. 3, obj. 1/12).

le bourgeonnement, qu'il comparait cet organisme aux Torula dont on ignore le mode de reproduction. M. Prilleux n'en a pas observé davantage, puisqu'il ne s'est pas autrement élevé contre l'idée de considérer ces sphérules comme des sortes de sporanges ou d'asques globuleux.

Il est à remarquer que la même question a été soulevée par Sanfelice au sujet des Blastomycètes de son premier groupe et des autres groupes et qu'il a été obligé de recourir à une méthode de coloration spéciale, pour savoir si l'on peut assigner les caractères de spores aux granulations brillantes contenues dans les cellules. Il conclut par la négative.

Quoi qu'il en soit, il est certain que dans d'autres cultures, le bourgeonnement est très apparent et M. Vuillemin a pu, dans nos propres préparations et dans les coupes d'une nodosité sous-cutanée d'un lapin inoculé, coupes colorées au Gram, nous montrer d'une façon très nette ces formes bourgeonnantes, que nous attribuions à une action de coalescence. C'est alors que dans une note à l'Académie des Sciences (10 juillet 1899), nous avons reconnu que dans quelques cultures et dans certaines tumeurs, les sphérules du champignon, « peuvent aussi bourgeonner à la façon des levures ».

M. Vuillemin a bien décrit ce bourgeonnement :

« Les bourgeons, dit-il, (p. 22) peuvent rester longtemps adhérents à la cellule-mère, bourgeonner à leur tour et devenir ainsi les membres d'une colonie. Les groupes de 3-8 cellules sont fréquents dans tous les milieux. Leur agencement est variable ; cinq, six cellules peuvent rester unies en files linéaires, généralement arquées parce que les bourgeons ne sortent pas exactement au sommet ; mais on voit aussi souvent des formes buissonnantes et même rayonnant dans plusieurs directions. La direction de croissance n'est pas définie. Dans ces chaînettes, les articles sont souvent séparés par une sorte d'anneau membraneux persistant comme un petit apicule après la déhiscence. Quand les articles sont elliptiques allongés et disposés en lignes, il suffit d'une fixation défectueuse pour leur donner un aspect approchant de celui des filaments mycéliens. Cette illusion est facile à éviter. »

Si le bourgeonnement n'est pas contestable, nous ne renonçons pas pour cela à la reproduction par voie endogène.

Et nous nous basons sur ces considérations, sur la résistance du germe à la chaleur, sur l'absence de bourgeonnement apparent dans certaines cultures, sur l'uniformité de dimension dans un grand nombre de cultures des corpuscules sporiformes, uniformité qui éloigne l'idée de bourgeons. D'un autre côté, l'ébullition en faisant éclater les sphérules, augmente dans les préparations le nombre de ces corpuscules, ce qui ne se produirait pas s'il s'agissait uniquement de bourgeonnement.

Nous avons pu, enfin, à différentes reprises, constater au milieu du plasma contenu dans les éléments écrasés par les lamelles, la présence d'éléments sporiformes, ne semblant pas, il est vrai, posséder de membranes d'enveloppe, mais trop nettement et trop régulièrement circonscrits pour être de simples granulations. On peut constater cette apparence en traitant les préparations par un mélange de bleu de méthylène et de solution cupro-ammoniacale.

Dans les vieilles cultures, on trouve beaucoup de membranes vides et des masses granuleuses formées de plasma et de cadavres des cellules du champignon. On retrouve ces amas dans la substance fondamentale des coupes des tumeurs cancéreuses.

Maintenant que nous avons décrit la forme globuleuse et la forme conidienne du parasite, il nous faut démontrer qu'elles appartiennent bien au même organisme.

Lorsque l'on part d'une culture du champignon à l'état mycélien, la preuve en est facile, car les filaments produisent sans qu'on le cherche, tantôt des conidies globuleuses, tantôt des conidies cylindriques. et l'on découvre ainsi facilement les relations qui existent entre ces deux états. Il est, au contraire, difficile de remonter de la forme globuleuse, de la forme levure à la forme filamenteuse.

Si, en effet, l'on ne laisse pas s'épuiser le milieu nutritif, la multiplication sous cette forme se continue pendant des centaines de générations et *les globules perdent peu à peu le pouvoir de germer par tubes, et la propriété de créer une tumeur expérimentale.*

Telle est la cause des divergences toutes superficielles qui existent entre M. Vuillemin et nous.

Le savant botaniste ne pouvait aboutir à des conclusions autres que celles auxquelles il est arrivé, car il est parti dans ses recherches, d'une culture que nous lui avions donnée et qui était une culture typique, mais repiquée un grand nombre de fois, de la forme globuleuse.

Il nous souvient même à ce propos, que dans le cours de notre entrevue, M. Vuillemin demanda si nous possédions un moyen bien défini de passer de cette forme globuleuse à la forme filamenteuse. Nous dûmes répondre par la négative, car, si nous étions convaincu de la possibilité du fait, nous étions dans l'impossibilité d'en faire la preuve. Le hasard seul nous avait fait observer ce passage sans que nous le cherchions, sur une variété de choux présentant sans doute une réaction spéciale, mais variété dont nous ignorons le nom et la provenance. Nous ne pouvions donc faire d'autre réponse à M. Vuillemin. Le distingué botaniste, n'ayant pas vu germer les globules du champignon, en a fait un Blastomycète. Il ne pouvait en être autrement.

Dans ces derniers temps seulement, nous sommes arrivé, avec Chaussé, à faire récupérer aux cultures le pouvoir de germer. Plusieurs procédés concourent au même but : le premier consiste à les ensemencer dans une décoction végétale additionnée de Naphtol B dans la proportion de 1/1000 (une dose plus forte arrête toute culture), ou à les ensemencer dans un bouillon de raisin additionné d'acide urique à raison de 1 centigramme pour 10 grammes de liquide, ou d'un peu d'ammoniaque et même de cendre de bois.

Mais le procédé le plus sûr consiste à faire des cultures dans l'urine filtrée de cancéreux cachectiques et de repiquer sur un milieu solide, sur chou.

Au bout de quelques jours, les spores s'allongent et émettent des tubes de germination. D'autres produisent des conidies secondaires cylindriques.

Les deux états que nous avons décrits appartiennent donc au même champignon.

Isolement du parasite

Trois procédés peuvent être employés : la fragmentation des tissus cancéreux, la saignée et la ponction.

1° *La fragmentation des tissus cancéreux constitue le procédé de choix.* Elle s'effectue de la façon suivante ; la tumeur fraîchement recueillie est plongée tout entière dans une solution phéniquée à 25 pour 1000, puis portée sur un plateau flambé. Les noyaux sont isolés, divisés aseptiquement en petits cubes d'un centimètre et demi de côté. Ils sont, au fur et à mesure, répartis dans une série de tubes à essai ou dans de petits matras contenant un bouillon de mamelle ou un bouillon végétal.

Les ensemencements sont mis à l'étuve à 25 ou 30°. Les tubes ne doivent être ouverts qu'au bout d'une dizaine de jours, époque à laquelle, indépendamment des spores de petites dimensions et pouvant être prises pour des bactéries, la culture renferme le plus souvent des formes déjà adultes et caractéristiques. Lorsque cette dernière est bien développée, le fragment cancéreux qui macère au fond du vase et le magma (1) formé autour de lui, présentent une teinte rose clair, le bouillon est légèrement louche et rosé et à sa surface apparaît une pellicule d'un blanc grisâtre.

Le bouillon se clarifie au bout de quelques jours et la culture tombe au fond du tube.

Cette culture sert à l'ensemencement d'autres tubes de bouillon de mamelle; mais si l'on veut observer le parasite dans un plus parfait développement, elle doit être portée sur agar. On obtient des cultures en série à l'infini. Le mieux est de ne réensemencer que tous les douze ou vingt jours.

2° *Le deuxième procédé consiste à recueillir le parasite directement dans la circulation par la saignée.*

Le sang des cancéreux se montre, en effet, fréquemment fertile. Quelques gouttes de sang recueillies purement à l'aide de la pipette, soit au pourtour de la tumeur, soit par piqûre du doigt, sont introduites dans un tube de bouillon de mamelle, de bouillon végétal. Dans les cas favorables, il se développe une culture au bout de huit à dix jours. Il s'en faut que les ensemencements de sang pris dans la circulation générale donnent régulièrement des cultures. Comme il était aisé de le prévoir, la réussite est en raison directe de l'infection du malade. Ils se montrent souvent fertiles lorsque les prélèvements se font chez les sujets présentant la teinte jaune paille caractéristique.

Un procédé très recommandable, consiste à recueillir le sang dans des pipettes, au commencement des opérations chirurgicales, aux premiers coups de bistouri dans les régions le plus en contact avec la tumeur.

MM. Nepveu et Bosc avaient bien vu et décrit les parasites dans le sang. Le premier les a décrits comme des éléments cellulaires de 1 à 2 μ dont le noyau est toujours coloré facilement, mais dont le protaplasma reste clair. Le second les dépeint comme de petits

(1) Ce magma contient des parasites dans un état de développement plus avancé que le reste de la culture, ainsi qu'il est possible de s'en assurer en allant puiser le dépôt à l'aide de la pipette.

éléments de 2 à 3 μ de diamètre, réfringents, à bords nets, de forme lancéolée et doués de mouvements ». Il n'a manqué à ces auteurs que de procéder à des ensemencements de ce sang dans des milieux convenables.

Grâce à l'extrême obligeance de notre confrère, M. Tapie, médecin de l'Asile des cancéreuses de la rue de Lourmel, nous avons

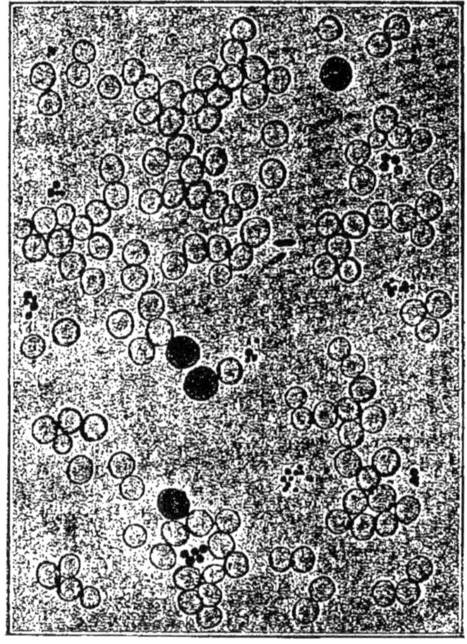

Fig. 13. — Sang pris aux environs de la tumeur chez une malade cachectique atteinte de cancer du sein et de fibromes utérins. (Leitz. obj. immersion, ocul. 3, dessin de Karmansky). — La parasite se présente sous forme de spores de toutes dimensions et à l'état libre. Un peu au-dessous et à gauche du centre de la préparation, deux conidies cylindriques.

pu faire des prélèvements de sang, soit aux environs de la tumeur, soit par piqûre du doigt, dans un kyste de l'ovaire et de cancer du sein déjà opéré, dans 5 cas de cancers du sein non opérés et inopérables, dans 4 cas de cancers du sein déjà opérés, dans 2 cas de cancers utérins non opérés, dans 1 cas d'épithélioma de la face.

En joignant à cette liste 6 observations de cancers du sein, 2 observations d'épithélioma du col et 1 observation de cancer du foie qui nous sont personnelles, nous arrivons au chiffre de 22 malades cancéreuses chez lesquelles l'examen du sang a montré la présence du champignon.

Le sang peut être examiné à l'état frais, sans coloration, ou à l'état sec, par la méthode de Gram, avec double coloration par la safranine. Les parasites sont colorés en violet foncé, les hématies en rose. Le parasite apparaît le plus ordinairement sous forme de spores réfringentes de 1 à 2 μ, rondes et ressemblant à des microcoques ou cylindriques et de forme bacillaire. Elles sont agitées d'un mouvement brownien. Ces éléments n'ont rien de tissulaire puisque le sang qui les contient donne des cultures fertiles. Nous n'insistons pas sur l'importance de ces constatations au point de vue du diagnostic.

3° La *ponction* des petites cavités kystiques que l'on rencontre si fréquemment pendant l'excision de certains néoplasmes donne à peu près régulièrement une culture pure du parasite.

Il suffit d'ensemencer sur agar.

D'une manière générale, les spores cédées dès les premiers jours par la tumeur aux milieux de cultures sont *unicellulaires* et ressemblent à des microcoques ou *bi-cellulaires* et présentent l'aspect de diplocoques. La forme cylindrique est fournie principalement par les tumeurs conjonctives et l'épitheliome. Suivant les tumeurs, on peut observer une de ces formes à l'exclusion de l'autre ou bien les deux formes réunies.

Les spores vues sans coloration donnent un reflet rouge. Elles sont agitées d'un mouvement brownien. Au point de vue de la provenance, nous verrons que ces éléments sont des ascospores ou des conidies.

Coloration, caractères biologiques du parasite

Les cellules du champignon sont visibles sans coloration. Elles se colorent par les solutions hydro-alcooliques des couleurs d'aniline, particulièrement bien par le bleu de Kühne. *Elles prennent le Gram*, ce qui permet de les différencier dans le sang et les tissus. On peut, enfin, les colorer par l'hématoxyline, le violet de gentiane la safranine, etc... Le picro-carmin les colore tantôt en jaune, tantôt en rouge.

Le champignon est aérobie. Il peut se cultiver à la température du laboratoire, mais les cultures sont plus prospères entre 20° et

30°. Les spores résistent pendant une demi-heure à la température de l'autoclave, robinet ouvert.

Le parasite subit pendant un an au moins la dessiccation à la température du laboratoire. Un séjour de plusieurs mois dans l'eau ne lui fait pas perdre sa végétabilité. L'acide carbonique sous pression de 60 atmosphères pendant six heures ne tue pas les spores.

Nous n'avons pas vu de fermentation alcoolique se produire sous son influence dans les liquides sucrés. Même constatation a été faite par M. Vuillemin.

CULTURES DU CHAMPIGNON.

Bouillon de mamelle. — Le bouillon de mamelle constitue pour les ensemencements un bon milieu de culture. Il se prépare avec la mamelle de vache, comme on prépare le bouillon simple, avec une proportion de sel marin de 2 pour 1000, mais sans autre addition. Il est neutre au tournesol. Il donne des cultures apparentes du cinquième au huitième jour. Le liquide est à peine troublé, mais il se forme à la surface une mince pellicule grisâtre, et au fond du tube un dépôt de même couleur.

Ce dépôt augmente d'épaisseur au fur et à mesure que le liquide se clarifie.

Bouillons végétaux. — Le champignon se développe dans un grand nombre de décoctions végétales, parmi lesquelles nous citerons le bouillon de raisin, le bouillon de pomme de terre, le bouillon de choux. Ils se préparent comme le bouillon de viande simple, sans aucune addition.

Lait stérilisé. — Coagulé le troisième jour à la température de 30°. A la surface du petit-lait, qui reste très limpide, pellicule gris blanchâtre adhérente aux parois du tube.

Agar. — Dès le troisième jour, petites colonies rondes gris blanchâtre ou jaunes, qui arrivent à se fondre au bout d'une dizaine de jours. La culture affecte la forme d'une couche visqueuse d'un gris jaunâtre.

Sérum. — Mêmes caractères que sur agar.

Gélatine. — Nous avons cru au commencement de nos recherches que la gélatine était liquéfiée. C'était une erreur que nous avons été le premier à signaler à M. Chevalier et que nous avons rectifiée au congrès de Lille. M. Vuillemin voit dans cette contradiction une preuve de plus en faveur de l'assimilation de notre champignon avec le Saccharomyces ruber de Demme qui ne liquéfie la gélatine qu'à la longue, au bout de 8 mois d'après M. Demme, en 2 mois seulement selon M. Casagrandi. Selon nous, la cause est plus simple : nous avions employé alors des tubes de gélatine du commerce vraisemblablement mal préparés, puisque, depuis cette époque, nous n'avons plus observé de liquéfaction.

Le champignon forme à la surface de la gélatine une couche gris blanchâtre.

Pomme de terre. — Mince couche gris brun visqueuse s'étendant en surface.

Chou. — Culture gris blanchâtre très prospère.

Lorsque l'on transporte dans le bouillon ordinaire une culture du parasite, on obtient un développement.

En vieillissant, toutes ces cultures peuvent perdre leur teinte primitive pour prendre une teinte rouge. Cette teinte que nous attribuions à des spores, serait due, d'après M. Vuillemin, au pigment formé par le protoplasma granuleux de l'appareil végétatif levuriforme. Ce pigment, d'après l'auteur, se conserve inaltéré dans l'alcool, il est insoluble dans l'eau, et se décolore par une solution de formol.

Lorsqu'au contraire, l'état conidien l'emporte dans les cultures sur l'état levuriforme du champignon et que celui-ci émet des filaments conidiophores, *les cultures conservent la teinte primitive, se recouvrent d'un léger gazon sur les milieux solides et forment des membranes à la surface des milieux liquides.*

Il est facile de se rendre compte des difficultés que nous avons eu à surmonter pour arriver à reconnaître que ces variétés d'aspect et de coloration sont produites par une même espèce à deux états différents.

Il y a là, dans les débuts, une grande complication, sans compter que les trois teintes peuvent exister sur la même culture et se marier diversement.

Tumeurs expérimentales. Infection.

Lapin. Infection aiguë et subaiguë. — Les lapins inoculés dans les veines avec 1 centimètre cube de bouillon de culture virulente meurent de mycose subaiguë du quatrième au cinquième jour. Les symptômes observés sont l'abaissement de la température à 36° ou 35°, la somnolence, le ralentissement de la respiration, le myosis, la salivation, la diarrhée, la polyurie, la parésie des membres postérieurs, puis une immobilité complète, un coma profond.

Les lapins inoculés dans les veines à la dose de 2 centimètres cubes présentent les mêmes symptômes et meurent vingt-quatre heures après l'injection.

Les lapins qui reçoivent 3 centimètres cubes meurent dans le coma au bout de seize heures environ, en présentant de la diarrhée et de la polyurie.

Dans l'infection rapide, les plaques de Peyer sont recouvertes de nodules grisâtres simulant de petits kystes. Les capsules surrénales, les reins, l'estomac, le foie, sont congestionnés. On observe une entérite hémorragique.

Dans l'infection subaiguë, durant quatre ou cinq jours, le péricarde, le myocarde et l'endocarde sont parsemés de petits nodules mycosiques ; le cœur est atrophié, le foie granuleux, les reins congestionnés et couverts de petites taches brunes, les capsules paraissent décolorées. Les plaques de Peyer et la muqueuse du gros intestin sont envahies par de petites granulations grisâtres, saillantes, arrondies, du volume d'un grain de mil. Le mésentère est congestionné, l'estomac friable. La vessie contient une urine épaisse, gélatiniforme et renfermant des grumeaux jaunâtres. Les frottis des différents organes, des nodules, l'examen du sang, de l'urine, les ensemensements faits avec le foie, les reins, les capsules surrénales, le sang, démontrent la présence du champignon.

Il peut arriver que les lapins soumis préalablement à l'injection sous-cutanée de doses infinitésimales et croissantes de cultures, résistent à l'injection intra-veineuse de doses massives. Il paraît se faire là une sorte de vaccination.

Infection chronique. Tumeurs. — Lorsque l'on injecte des cultures du parasite dans les mamelles des animaux ou dans le tissu cellulaire sous-cutané, il se forme, les jours suivants, à l'endroit de l'injection, une tumeur de la grosseur d'une olive, qui, les premiers jours, a une tendance à augmenter de volume ; ces tumeurs présentent, dans leur évolution, des différences considérables. Ou bien la peau s'amincit et se perfore, et il s'écoule une matière épaisse d'un gris blanchâtre, formée de détritus cellulaires et de parasites. Ou bien, il se forme de petits kystes remplis d'un mortier mycosique, qui persistent plusieurs mois, mais finissent par se ré-

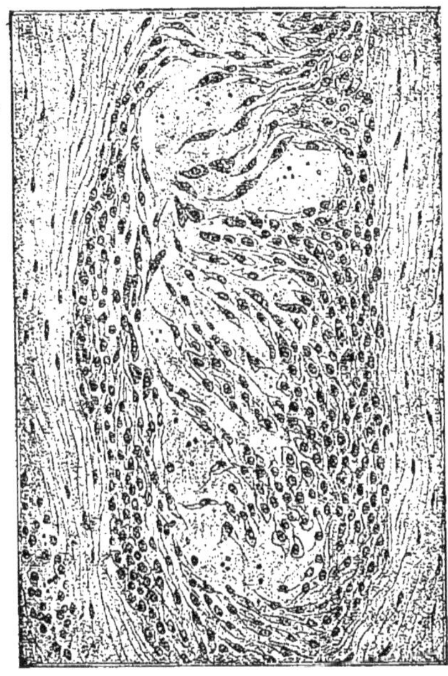

Fig. 14. — Fibro-sarcome développé dans le tissu cellulaire sous-cutané de la région abdominale d'un lapin inoculé cinq mois auparavant (gross. 250, dessin de Karmansky). — La coloration au Gram a mis en relief de nombreux parasites qui se détachent nettement au milieu des éléments de sarcome fasciculé et qui, vu le faible grossissement, ont l'apparence de microcoques.

sorber, le mycélium ne s'étant pas développé. Tout ceci n'est pas caractéristique.

Mais, il arrive, surtout si l'on répète les injections à plusieurs reprises et si l'on se sert de cultures très virulentes, que, dans 35 pour 100 des cas environ, la paroi du kyste s'épaissit de plus en plus au détriment de la cavité centrale qu'elle arrive à combler tout entière. Il en résulte, au bout de quatre à cinq mois, une tumeur irrégulière, de la grosseur d'un marron, dure, compacte, présentant à la coupe l'aspect et la consistance d'un noyau fibro-sarcomateux. Ces tumeurs offrent à l'examen microscopique le type très net du fibro-sarcome (fig. 14).

Les coupes de ces fibro-sarcomes, colorées au Gram, sont parasitées comme les tumeurs fibro-sarcomateuses humaines.

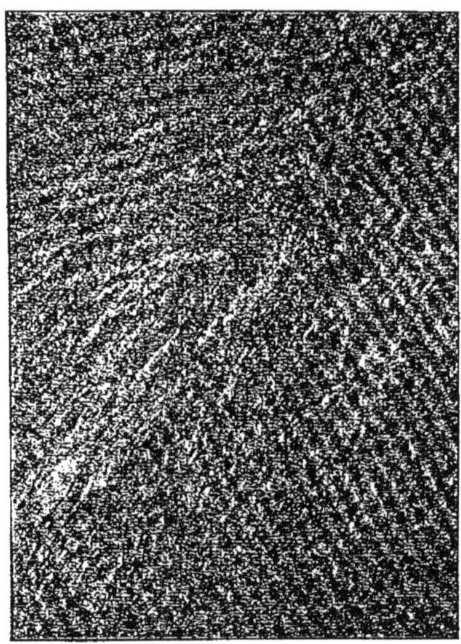

Fig. 15. — Tumeur expérimentale développée chez un lapin dans le tissu cellulaire sous-cutané. Microphoto. Leitz ocul. 3, obj. 7.

Les tumeurs ensemencées dans le bouillon de mamelle donnent des cultures du champignon.

Il peut, enfin, se faire que l'on ne constate rien à l'endroit de l'injection, soit que cette dernière n'ait rien produit, soit que le contenu du petit kyste formé se soit résorbé, et que, cependant, au bout de trois à cinq mois, l'animal meure en présentant un amaigrissement considérable, une cachexie extrême. Dans ces cas, tantôt l'analyse ne montre qu'une diminution du volume de la rate, souvent observée, une surdistension de la vésicule biliaire, la présence du parasite dans les organes et des lésions cérébro, spinales de nature dégénérative avec prolifération de la névroglie, lésions dont nous ne saurions préciser la fréquence et l'étendue.

Tantôt l'on observe l'une ou l'autre ou l'une et l'autre des affections et localisations suivantes:

Dermatites. — Peuvent apparaître six semaines environ après les inoculations et sur toute la surface de la peau, des papules rouge pâle, isolées ou groupées de façon irrégulière qui s'excorient ou se désagrègent en laissant après elles une perte de substance plus ou moins profonde, recouverte de croûtes minces et limité par un bord induré. Cette localisation que nous avons observée deux années de suite, pendant les grandes chaleurs de l'été et qui s'accompagne parfois d'une infiltration et d'une mortification du derme, mettant à nu les tissus sous-jacents, dure deux mois environ, puis rentre en régression. La chute des poils et les cicatrices indiquent seules que la dermatite a existé. L'animal, cependant, maigrit de plus en plus et succombe dans les semaines suivantes. Tantôt les organes ne présentent rien de bien caractéristique, tantôt on observe des lésions stomacales que nous allons décrire. Dans tous les cas, les parasites apparaissent dans les frottis des différents organes.

Ulcères de l'estomac. — Ces lésions se produisent à la suite des injections de cultures, mais le moyen le plus sûr et le plus rapide de les obtenir est l'*ingestion*. On administre à l'animal, pendant une huitaine de jours, quelques grammes de cultures mêlées au son, et il est rare qu'au bout de trois mois, la mort ne survienne pas. A l'autopsie, l'on constate que l'estomac est rétréci dans son ensemble. Il contient un liquide visqueux, noirâtre, riche en parasites et en globules sanguins. La région du cardia est hypertrophiée, résistante, de couleur blanc mat, et présente une coupe fibro-lardacée. Rétrécissement fréquent du cardia. Muqueuse boursouflée et recouverte d'un enduit blanchâtre. Par-ci, par-là, sur les parois de l'estomac, il existe des ulcères arrondis, de couleur noire à leur centre et des ulcérations taillées à l'emporte-pièce.

Ces lésions présentent macroscopiquement et histologiquement l'aspect typique de l'ulcère classique de l'estomac. Les coupes sont parasitées. Les ensemencements des tissus sont fertiles.

Glossite. — Observée chez les lapins inoculés, trois mois auparavant, dans les veines, à différentes reprises, avec une culture atténuée par la chaleur. La langue est bosselée, indurée par places, les ganglions sous-maxillaires envahis. La mort arrive par défaut d'alimentation. Les coupes montrent la présence de nombreux nodules mycosiques. Le Gram révèle la présence du parasite sous ses deux formes et les ensemencements sont fertiles.

Cirrhose hypertrophique. — Cette lésion s'observe aussi bien à la suite des inoculations qu'après l'ingestion des cultures. Elle

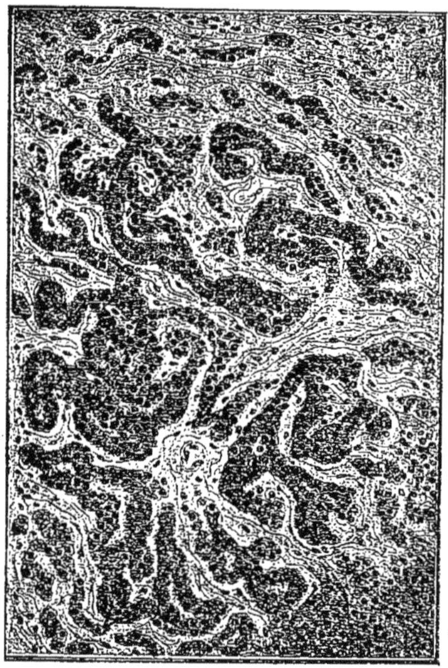

Fig. 16. — Carcinome du sein chez une chienne inoculée six mois auparavant (gross. 250/1, dessin de Karmansky).

apparaît au bout de trois à cinq mois. Notre collaborateur H. Chaussé a pu la provoquer en poussant une injection dans le canal cholédoque. L'examen microscopique et l'analyse histologique démontrent l'existence d'une cirrhose hypertrophique typique. Le parasite est présent dans les frottis et les coupes. Les ensemencements du foie donnent des cultures du champignon.

L'on rencontre parfois, adhérentes, soit au foie, soit au rein, de petites tumeurs pédiculées. Ces tumeurs sont encapsulées par une couche périphérique de tissu embryonnaire. On remarque des trabécules conjonctives d'aspect hyalin formant des alvéoles remplis d'un mortier mycosique.

Cobaye. — Nous ne pouvons nous prononcer au sujet de cet animal, car les petites tumeurs produites ne présentant que de

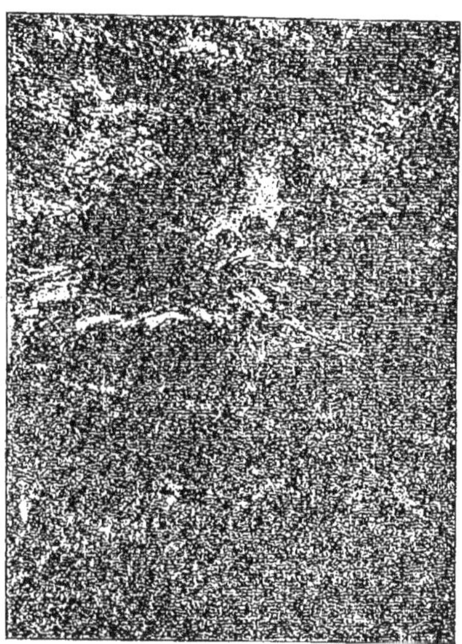

Fig. 17. — Carcinome développé dans la région costale chez une chienne inoculée depuis un an. Microphoto. Leitz. ocul. 3, obj. 7.

l'inflammation au second degré, nous avons abandonné trop tôt peut-être nos expériences. Les recherches poursuivies ensuite sur les lapins et les chiens nous ont montré que la longue durée de l'observation est une des conditions les plus importantes pour obtenir des tumeurs expérimentales.

Chiennes. — A la suite de l'injection de cultures dans les mamelles, il se produit une tuméfaction qui peut se terminer par résolution. Elle peut, au contraire, augmenter de volume pendant quelques jours et laisser après elle un ou plusieurs noyaux durs, adhérents aux tissus sous-jacents et mettant au moins six mois pour atteindre la grosseur d'une noix. Ces noyaux offrent, tantôt la structure d'un fibrome, tantôt celle d'un carcinome (fig, 16, 17, 18), tantôt enfin celle du chondrome, principalement chez les vieilles chiennes. Nous avons obtenu un chondrome en injectant dans le tissu cellulaire sous-cutané. Il y eût une métastase dans le sein le plus rapproché de la tumeur primitive. Ces tumeurs étaient indépendantes de tout cartilage (fig. 19).

Des chiens inoculés sans succès local apparent ne doivent point

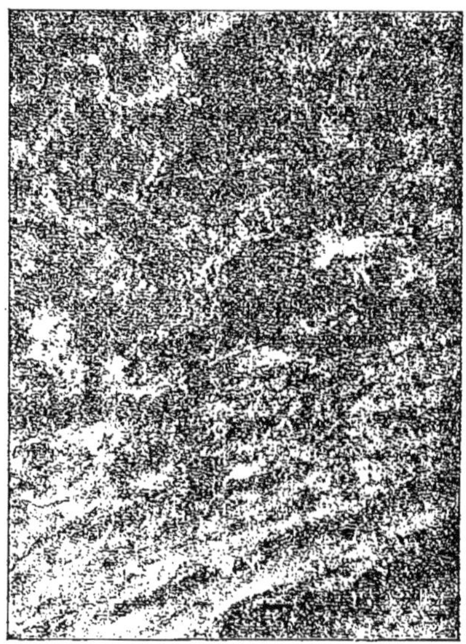

Fig. 18. — Carcinome expérimental développé dans le sein d'une chienne inoculée 8 mois auparavant. Microphoto. Leitz. ocul. 3, obj. 7.

pour cela cesser d'être surveillés. Ils peuvent, au bout de quelques mois, présenter des noyaux cancéreux viscéraux, comme nous en avons eu trois exemples. D'autres fois, l'animal maigrit, est pris de diarrhée profuse, d'hémorragies intestinales, se cachecetise de plus en plus et succombe dans l'espace de six à huit mois. A l'autopsie, l'intestin, dans toute sa longueur, se montre recouvert de plaques leucoplasiques.

En somme, à la suite de l'inoculation de nos cultures aux animaux, on observe tout une gamme allant de l'inflammation aiguë ou chronique et de la sclérose, jusqu'au fibro-sarcome au chondrome et au carcinome inclusivement.

Il est possible que l'on arrive à des résultats plus constants et surtout plus rapides soit en choisissant d'autres espèces, soit en modifiant les conditions du milieu à l'aide d'agents physiques ou chimiques. Tout cela est à essayer, mais il n'en est pas moins vrai

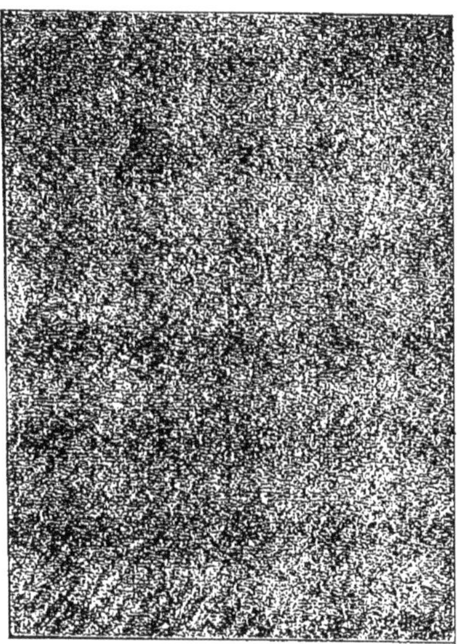

Fig. 19. — Chondrome développé chez une vieille chienne. Région abdominale. Microphoto. Leitz. oc. 3, obj. 7.

que nos tumeurs expérimentales sont là. Malgré deux divergences comparables à celles qui se produisirent au sujet du tubercule expérimental de Villemin, leur nature ne saurait être contestée et plusieurs histologistes des plus éminents sont là pour en témoigner.

Arrivé à ce point de notre travail, nous résumerons ainsi les résultats acquis :

1° Dans les cas de tumeurs cancéreuses, nous avons trouvé et isolé, en culture pure, soit avant, soit après la mort, du sang et des tissus pathologiques, un organisme appartenant à la classe des champignons inférieurs et dont l'isolement est pratiquement possible dans la majorité des cas.

2° Nous avons déterminé les caractères morphologiques et biologiques de cet organisme, ainsi que ses réactions vis-à-vis des milieux de cultures et des matières colorantes.

3° Les inoculations et l'ingestion des cultures de ce champignon reproduisent chez les animaux les lésions anatomiques que l'on considère comme le plus nettement caractéristiques de la cancérose humaine.

Nous avons donc répondu aux lois formulées par Koch et démontré que ce champignon peut être légitimement considéré comme étant agent spécifique cancer.

Jusqu'ici, nous nous croyons inattaquable.

Ils nous faut maintenant tenter de donner un aperçu superficiel sur les localisations anatomiques de cet agent pathogène, ses modalités au sein des tissus, sa classification. Nous le ferons, moins pour apporter présentement la conviction dans les esprits, que pour diriger les recherches dans une voie nouvelle.

CHAPITRE II

DES TUMEURS CANCÉREUSES AU POINT DE VUE MYCOLOGIQUE.

M. Hallion exposant sa théorie du rajeunissement Kariogamique disait : « Dans le cancer, le parasite c'est la cellule ». C'est profondément vrai, à la condition d'ajouter que cette cellule est une cellule mycosique parasitaire. La question du cancer se réduit à une sorte de mimétisme, et le polymorphisme même des cellules du parasite en a imposé pour des éléments anatomiques.

Il existe, en effet, entre les parasites et les éléments tissulaires une ressemblance morphologique extraordinaire.

Seules les cultures pures et régulières de ces corps problématiques pouvaient éclairer sur leur véritable nature et amener la solution. Histogénistes et parasitaires ne tarderont pas, croyons-nous, à reconnaître, dans les différents milieux où se cultive le parasite, les inclusions par eux décrites dans les tumeurs. Il suffit, pour s'en faire une idée, de jeter les yeux sur les figures 20 et 21 dans lesquelles Karmansky, avec son talent habituel, a groupé, en face de nos cultures, les dessins les plus typiques de quelques auteurs et de quelques représentants des doctrines parasitaires.

Les parasites existent en quantité prodigieuse dans les tumeurs cancéreuses. Leurs dimensions varient entre 1 et 20 μ environ.

Comme dans les cultures, ils prennent le Gram, ainsi qu'il est facile de s'en rendre compte en traitant les coupes par le Gram *sans double coloration*. Il importe toutefois de remarquer que ce procédé ne permet pas de se rendre un compte exact du parasitisme dans le cancer. Il ne colore pas les filaments mycéliens; de plus, les cel-

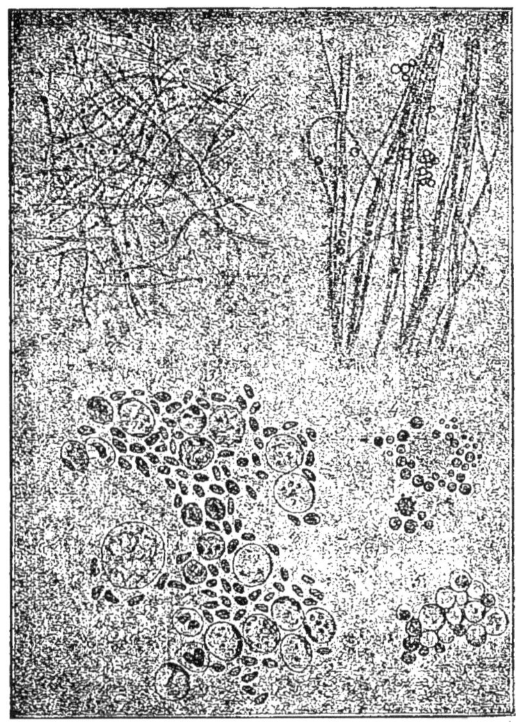

Fig. 20. — Nos cultures (Leitz, obj. immersion, ocul. 1, dessin de Karmansky). Figure contenue dans notre premier travail.

1, culture du champignon parasite dans le bouillon de mamelle additionné d'extrait de peau. Filaments mycéliens donnant naissance à leurs extrémités et dans leur continuité à des conidies arrondies. — 2, culture sur bouillon de raisin sec. Filaments mycéliens en faisceaux et conidies arrondies. — 3, culture sur agar glycosé, sphérules à l'état de sporulation et de mortification. Éléments cylindriques et irrégulièrement cylindriques, fusiformes, incurvés, en bâtonnets, etc. Cette figure renferme une grande partie des formes parasitaires décrites par les partisans de la théorie coccidiste. — 4, culture dans bouillon de mamelle, spores et sphérules. Les éléments sphériques de toutes dimensions correspondent aux « corps fuschinés de Russel ». — 5, culture sur agar-agar.

lules rondes ou allongées du parasite se décolorent lorsqu'elles sont vides de plasma ou qu'elles ont germé. Il est facile de se rendre compte de ces faits en traitant les cultures par le Gram. Dans ces dernières, comme dans les tumeurs, les cellules remplies de plasma se colorent d'une manière homogène et donnent l'aspect de

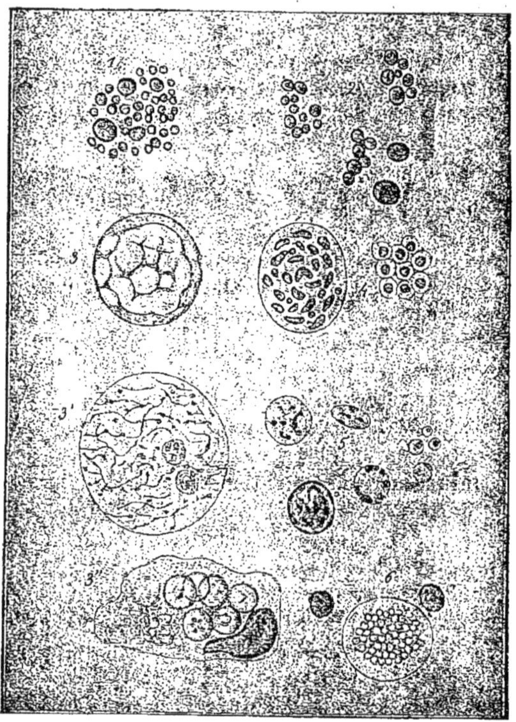

Fig. 21. — Éléments décrits par les auteurs dans les coupes de tumeurs cancéreuses.

1, corpuscules signalés sans interprétation par MM. Quénu et Landel dans un cancer du rectum. *Ann. de Micrographie*, 1897. T. IX. pl. II. — 2, pseudo-coccidies. Type de Russel, d'après Noeggerath, Tab. II, fig. 50. 51, 52. — 3, parasites du cancer, d'après Soudakewitch. Pl . XII. fig. 7. *Ann. Inst. Pasteur*, 1892, n° 8, pp. 547-557. — 3' Soudakewitch. Même recueil, 1892. — 3'' Soudakewitch. *Ibidem*, 1892, n° 3, pp. 145-157, pl. VI. — 4. Bosc, *Arch. de phys.*, 3e série, T. X. Extrait des fig. 23 et 25, pl. V. — 5. parasites du cancer, d'après Podwysotzki et Sawtschenko (I. Tab. VII et VIII, fig. 23, 25, 2). Extraits. — 6, Roncali, *Ann. de Micrographie*, Avril 1895, extrait de la fig. 32, pl. 1.

ce que l'on a appelé les « corps de Russel », éléments dont les histologistes ont à tort nié le caractère parasitaire, sous prétexte que l'on pouvait les rencontrer dans des lésions simplement inflammatoires, mais dont ils n'ont pu, d'ailleurs, donner la signification.

Dans les cellules qui ne contiennent plus que des granulations plasmatiques, ces granulations seules prennent la couleur. La cellule réduite à sa membrane d'enveloppe ne retient plus la matière colorante.

Les cellules du champignon qui se colorent uniformément par le Gram sont surtout nombreuses dans la zone d'envahissement du néoplasme et dans les tumeurs de formation récente où elles n'ont pas encore accompli leur évolution et sont remplies de plasma. Aussi est-il fréquent de les rencontrer dans les lésions inflammatoires, lésions qui constituent, ainsi que l'expérimentation nous l'a démontré, la première étape des tumeurs cancéreuses.

Les éléments irrégulièrement allongés, cylindriques, fusiformes du champignon ont été considérés comme des noyaux ou des éléments conjonctifs primitifs, les conidies infiniment petites et intra-cellulaires, comme des divisions nucléaires. Il n'est pas jusqu'aux conidies à deux compartiments qui n'aient été décrites comme des noyaux en division tétragénique.

Les cellules globuleuses du parasite, suivant leur forme, leurs dimensions, leur siège intra ou extra-cellulaires, le stade de leur évolution, ont reçu les dénominations de cellules migratrices, cellules embryonnaires, petites cellules rondes, cellules jeunes, cellules filles, cellules endogènes, sphérules pigmentaires, sphères chromatiques, boules, globes colloïdes, cellules en voie de kératinisation, granulations hyalines du protoplasma, inclusions chromatiques, grains chromatiques du noyau, inclusions nucléaires hyalines, vestiges de chromatine, poussière chromatique, etc.

Si l'on se représente plongées dans les tissus, les cellules polymorphes que représentent nos figures, l'erreur d'interprétation dans laquelle sont tombés les histologistes paraît naturelle et inévitable.

La présence d'un mycélium dont les filaments imitent à s'y méprendre, les fibres conjonctives et élastiques venait encore compliquer la question.

Tantôt il forme, en effet, de longues traînées ; tantôt un fin lacis de filaments à peine perceptibles, tantôt une couche hyaline homogène qui semble dépourvue de toute structure ; tantôt au contraire, un lacis résistant et solide comme on peut le voir dans la fig. 7.

Le remarquable polymorphisme des organes reproducteurs du champignon, achevait d'obscurcir la question.

Le parasite, en effet, produit dans les tumeurs des fruits qui sont de véritables périthèces.

Nous avons été mis sur la voie de ce mode de fructification, par l'observation des cultures mêmes du champignon.

Nous avons remarqué que les conidies avaient sur les milieux solides, une tendance remarquable à se ranger en cercles concentriques, en nids, pour germer. Cette orientation concentrique nous avait donné à penser que cette espèce pouvait être capable dans des milieux plus favorables d'exagérer cette tendance et de constituer de véritables conceptacles, des périthèces peut-être. L'étude que nous avons faite des Nectria, ne fit que nous confirmer dans cette manière de voir et nous amena à rechercher s'il n'existait pas dans les tumeurs humaines des organes de fructification analogues aux périthèces que forment sur les végétaux de nombreux champignons.

Ces conceptacles, bien connus des botanistes, sont de petits fruits creux dont la paroi se compose d'un pseudo-parenchyme formé par le pelotonnement de filaments mycéliens et qui renferment des asques, c'est-à-dire des cellules naissant des filaments fertiles du mycélium, cellules qui ont une forme et une taille déterminées et qui contiennent à leur intérieur un nombre fixe de spores. Ces asques sont tantôt allongés en tubes cylindriques, tantôt globuleux, tantôt en massue. Ils sont fréquemment entremêlés de paraphyses. Les périthèces sont uniques ou composés, globuleux, ovoïdes ou affectent des formes très irrégulières déterminées par la pression qu'ils exercent les uns sur les autres, ou qu'ils subissent du stroma mycélien environnant.

Leurs contours sont irrégulièrement arrondis, sinueux. Ils se segmentent souvent dans le sens de leur longueur, s'accolent, s'enchevêtrent les uns dans les autres.

Lorsqu'il se développe, l'asque est d'abord rempli de plasma dans lequel il y a un noyau situé à la base ; puis ce noyau se divise en deux à plusieurs reprises et il se forme ordinairement huit noyaux qui s'organisent en spores globuleuses.

Ces spores se détachent de l'asque et se déversent dans la cavité du périthèce.

Telle est brièvement esquissée la composition du périthèce. Nous dirons tout à l'heure dans quelles tumeurs humaines nous avons rencontré ce mode de fructification et nous allons donner, *en nous plaçant au seul point de vue botanique*, une interprétation générale des néoplasmes telle qu'elle semble résulter de l'étude du parasite dans nos cultures, dans les tumeurs. Nous nous bornerons aux types qui ont été reproduits expérimentalement.

Adénomes. Epithéliomes. — C'est à dessein que nous réunissons ces deux formes. Les adénomes vrais sont en effet, exceptionnels ; la plupart des auteurs sont d'accord sur ce point. M. Fabre Domergue s'exprime ainsi à ce sujet : « S'il est rare, dit-il. (*Les cancers épithéliaux*, page 233) de voir une tumeur évoluant entièrement sous la forme d'adénome, il est, au contraire, très commun de trouver sur les frontières d'épithéliomes ou de carcinomes glandulaires,

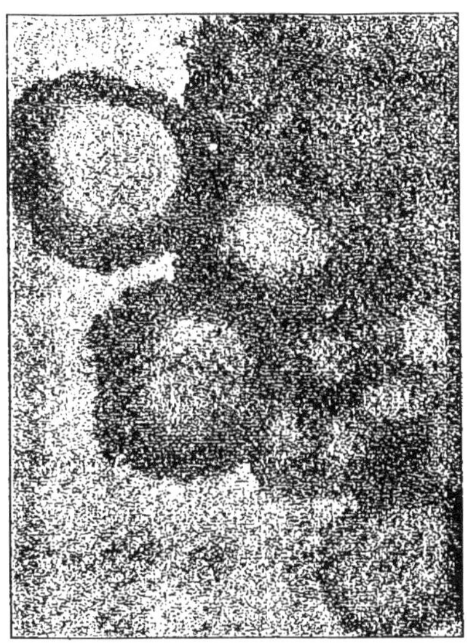

Fig. 22. — Coupe de périthèces d'un Pyrénomycète. (*Nectria ditissima*). Microphoto. Leitz Oc. 3. Obj. 7.

lorsque ceux-ci s'étendent par transformation, une zône où la prolifération néoplasique en est à la phase transitoire d'adénome ». La coexistence fréquente des adénomes et du cancer est signalée aussi par Bardenheuer, Handford, Wulf, Hauser, Quénu et Landel. Sur 42 observations qu'ont pu réunir ces deux derniers auteurs, ils ont constaté 20 fois la présence d'un ou plusieurs cancers accompagnant la polypose, soit la presque moitié des cas. Le plus souvent, il s'agissait d'épithéliomes cylindriques.

Presque toujours le cancer survient un assez grand nombre d'années après l'apparition de la polypose et parfois la structure adénomateuse et épithéliomateuse sont réunies dans un même polype. Pour l'Ecole Allemande, d'ailleurs, l'adénome est une variété de carcinome, le *carcinoma adenomatosum simplex*.

Les histologistes avaient vu juste. Ces deux formes, en effet, proviennent du même élément, d'une même forme de fructification, le périthèce, sorte de conceptacle dont nous avons donné plus haut la description. Il est extrêmement simple de se rendre compte des

Fig. 23. — Coupe d'un Epithéliome cylindrique du gros intestin. Microphoto, Leitz Oc. 3, Obj. 7.

interprétations histologiques auxquelles ce processus botanique a donné lieu. Les faits s'expliquent et s'enchaînent avec une remarquable facilité. Les périthèces ont été pris pour des tubes pseudoglandulaires et leurs formes diverses ont donné naissance aux adénomes acineux, tubuleux, papilleux et canaliculés.

Les asques caliciformes qui n'ont pas accompli leur évolution ont été confondus avec les cellules mucipares et ont servi à caractériser l'adénome et à le différencier de l'épithéliome dans lequel l'évolution des ascospores se fait normalement. Dans ce dernier cas, en effet, le noyau contenu dans les asques cylindriques et en massue, se fragmente normalement et les spores se multiplient rapidement. Les ascospores déversées par les asques dans la cavité du périthèce le remplissent entièrement et constituent, lorsqu'une coupe transversale passe à travers ces conceptacles, les lobules de l'épithélioma. L'adénome est devenu un épithéliome. Ces deux formes ne sont donc pas, à proprement parler, deux degrés d'un

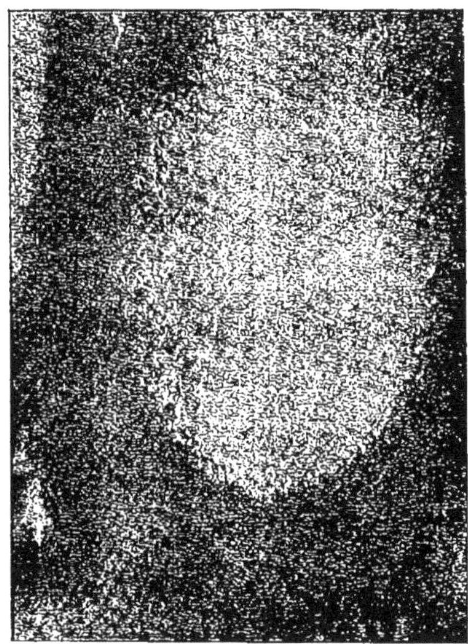

Fig. 24. — Coupe de périthèces d'un Pyrénomycète (*Nectria ditissima*). Microphoto. Leitz Oc. 3, Obj. 7.

même processus et il est plus vrai de dire que l'épithéliome est un type parfait et l'adénome, un type avorté d'une même fructification.

M. Fabre Domergue, s'est bien rendu compte de ce processus : « Si par la pensée, dit-il, (loc. citat., page 247) nous remplissons de cellules atypiques, les espaces intratubulaires des adénomes acineux, tubuleux, papilleux et canaliculés, nous obtiendrons autant de formes subjectives de carcinomes correspondant à des réalités objectives ». Si l'on remplace les mots « cellules atypiques, par le mot ascospores, l'on a la signification botanique du passage de l'adénome à l'épithéliome.

Pour Ziegler aussi d'ailleurs, quand le revêtement glandulaire tend à remplir les canaux par des masses d'un épithéliome atypique, l'adénome devient adéno-carcinome.

Le périthèce entier, enfin, peut se gélifier avec ses asques et ses spores. Cet état correspond d'abord à ce que l'on a décrit sous le nom d'épithélioma à cellules muqueuses et aboutit à la formation

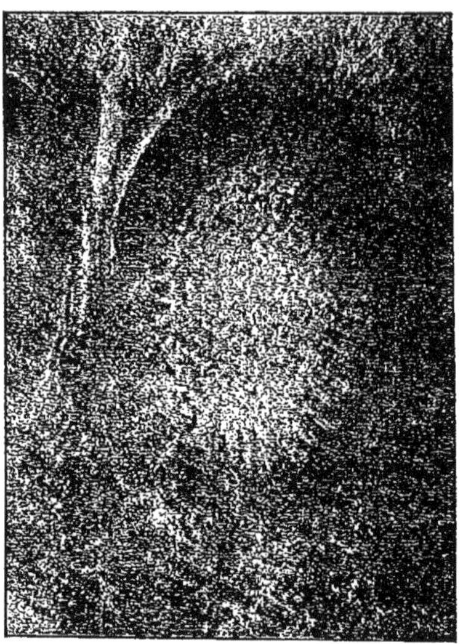

Fig. 25. — Coupe de tubes cylindriques d'un Epithéliome du rectum. Microphoto. Leitz. Oc. 3. Obj. 7.

des *cavités kystiques*, cavités remplies, comme on sait, d'une substance hyaline amorphe, insoluble dans l'acide acétique, se colorant en jaune par le picro-carmin et ne donnant pas avec l'acide osmique la réaction de la graisse. Ces caractères ne sont autre chose que les caractères propres au magma de trituration des corps du champignon parasite, comme il est extrêmement facile de s'en rendre compte en opérant sur nos cultures.

Cadiat est donc dans le vrai lorsqu'il admet que l'adénome est la forme initiale des tumeurs kystiques du sein et qu'entre les dilatations kystiques, les tubulures, les travées circulaires — ce n'est qu'affaire de degré — l'on trouve tous les termes de passage.

Les périthèces remplis de spores sont, dans la tumeur, assez rapprochés les uns les autres (on dit alors que le tissu épithélial prédomine sur le tissu conjonctif). Dans d'autres cas, ils sont peu nombreux et éloignés les uns des autres par un stroma mycélien abondant (cet état correspond à la variété désignée sous le nom de *squirrhe*).

Tels sont les caractères des périthèces dans les régions centrales de la tumeur. Ils varient au voisinage de certaines surfaces libres.

Soit qu'ils soient moins gênés dans leur développement, soit qu'il s'agisse d'une mesure de défense et de protection du parasite, les filaments qui forment le périthèce prennent alors un développement souvent considérable. Ils s'épaississent, *se lignifient*, forment des cercles concentriques superposés, des tourbillons, s'imbriquent, se fusionnent, s'accolent les uns aux autres, dans des combinaisons variées, en affectant un polymorphisme extraordinaire, forment, en un mot, ce que l'on décrit sous le nom de *globes épidermiques.*

Si la coupe passe au sommet de ces périthèces, on ne voit qu'un tourbillon formé de filaments concentriques et accolés; si elle se rapproche du centre, on distingue les cellules centrales, les ascospores auxquelles la compression a donné un aspect et une constitution anormale. Lorsque la coupe, enfin, est faite dans le sens de la hauteur, on distingue alors les asques.

Les histologistes, MM. Quénu et Landel, notamment, se sont, d'ailleurs, assez bien rendu compte du lien qui unit les tubes pseudo-glandulaires, épithéliomateux et les globes épidermiques: « Tels sont, disent-ils, (*Des cancers du rectum, Revue de chir.*, 10 janvier 1898, page 871) les caractères de l'épithélium dans les régions centrales de la tumeur ; ces caractères varient un peu au voisinage de la surface libre. Ici, le revêtement épithélial demeure toujours cylindrique; mais les cellules prennent des formes plus variées et l'on y observe plus rarement ces bourgeonnements que nous avons signalés dans les tubes pseudo-glandulaires. De plus, les lames d'épithélium chevauchent fréquemment les unes sur les autres en donnant lieu à des involutions épithéliales d'aspect varié. Souvent, on rencontre des groupes de cellules cylindriques inclus à l'intérieur d'autres systèmes cellulaires qui les compriment de toutes parts; les cellules de la périphérie s'aplatissent en prenant une disposition concentrique, ce qui donne lieu à des figures rappelant assez bien les globes épidermiques. — Les cellules ne présentent d'ailleurs aucune tendance à la kératinisation, ce qui permet d'éviter la confusion. »

Kératinisation à part, ce ne sont pas autre chose cependant que des périthèces, ou pour parler le langage courant, des globes épidermiques à l'état d'ébauche. Les périthèces, dans les tumeurs, en effet, depuis la formation des conidies en nid qui est leur première étape, passent, pour arriver à leur constitution définitive, par des phases qui leur impriment les aspects les plus variés et qui défient toute description.

Carcinome. — Les filaments mycéliens forment de larges bandes qui circonscrivent des conceptacles ovoïdes ou aplatis renfermant des spores arrondies ou polygonales issues des filaments fertiles. Ces amas de spores constituent les lobules du carcinome qui se distinguent des lobules de l'épithéliome par l'absence des cellules allongées et convergeant vers le centre qui bordent les lobules épitheliomateux, et qui ne sont autre chose que les vestiges des asques. Lorsque ces spores ont accompli leur évolution, elle s'agglutinent et se fondent en un mortier mycosique.

Il existe dans ces tumeurs une assez grande quantité de chlamydospores. Ce sont les cellules parasitaires à bourrelet de Darier, Wickham, Malassez.

Tantôt le stroma mycélien est peu développé et le mortier mycosique abondant (*cancer encéphaloïde*), tantôt le stroma est au contraire très développé (*squirrhe*), tantôt enfin, tous les éléments mycéliens subissent une dégénérescence et se gélifient (*carcinome myxomateux*).

Sarcome. — Si l'on nous permet cette définition par exclusion, nous dirons que le sarcome est caractérisé par l'absence des organes supérieurs de reproduction qui composent les tumeurs précédentes.

Le mycélium peut présenter les différents aspects que nous avons décrits, sauf toutefois les larges travées qui caractérisent le carcinome.

Tantôt les filaments mycéliens produisent des conidies fusiformes formant faisceaux (*fuso-sarcome*), tantôt ces conidies sont rondes, obrondes ou polyédriques (*globo-sarcome*), tantôt l'élément mycélien est prépondérant (*fibro-sarcome*), tantôt il est peu abondant et les conidies levures sont juxtaposées (*sarcome encéphaloïde*).

Les cellules du mycélium peuvent enfin se gélifier (*sarcome muqueux*).

Chondrome. — Le chondrome est essentiellement formé de périthèces de toutes dimensions, ayant subi la lignification. Cette dégénérescence porte, non seulement sur les périthèces et leur contenu, mais sur les faisceaux mycéliens qui les environnent. Il en résulte une sorte de syncitium mycosique dans lequel sont plongés des conidies, des périthèces avec leurs asques et leurs ascospores. Tous ces éléments dissemblables et déformés en ont imposé pour des cellules de cartilage.

La dégénérescence est le plus souvent partielle et il est facile de se rendre compte de la nature de ces tumeurs en examinant les points qui ont échappé à cette dégénérescence ; on y distingue des périthèces tapissés d'asques encore visibles, mais dont le contenu peut renfermer déjà une substance amorphe formée d'ascospores lignifiées. Ici comme dans l'adénome, ces éléments ont été considérés comme des culs de sac glandulaires en transformation kystique. Les traînées de *tissus osseux* que souvent l'on rencontre par place sont formées d'hyphes lignifiés dans lesquels la cellulose est pénétrée de matière incrustante.

Fibro-myomes. — Il est intéressant de constater que Cruveilhier. (*Traité d'anatomie path. générale*, t. III, p. 652 à 709. Paris 1856). regardait les tumeurs fibreuses comme étant « des corps organisés parasitaires, vivant d'une vie propre », « se développant dans le tissu cellulaire des organes à la manière des entozoaires » (par un blastème, par lymphe plastique, par un dépôt d'éléments fibroplastiques, peu importe).

L'illustre anatomiste ne s'était pas trompé. Les fibro-myomes sont des masses mycéliennes formées de filaments imitant les fibres conjonctives, et de basides simulant les fibres musculaires lisses, masses mycéliennes qui, restant souvent pendant de longues années à l'état de vie latente, germent ensuite s'il survient des conditions favorables, en produisant, soit de nouveaux filaments, soit des appareils reproducteurs.

Le fibro-myome correspond à l'état conidien du parasite. C'est un amas de pseudo-parenchyme analogue à la sphacélie de l'ergot, peut-être aux coussinets mycéliens des Nectria, fructifications auxquelles on a donné le nom de *Tubercularia minor*, *Tubercularia vulgaris*, etc., fructifications qui se succèdent, les conidies apparaissant les premières, les fruits ascophores les derniers.

Les organes à vie latente sont assez communs chez les champignons ; ils jouent le rôle des tubercules et des rhizomes chez les plantes supérieures. Les sclérotes du *Rosellinia quercina*, les pelotes mycéliennes du *Cercospora acerina* en sont autant de représentants.

Dans cette première période de leur vie, ils sont stériles, puis, quand ils ont épuisé les tissus de l'individu sur lequel ils vivent, ils commencent seulement à produire des fructifications.

Quant au mode de production des fibro-myomes, Kleichenvachter, le désigne clairement dans cette phrase : « les fibro-

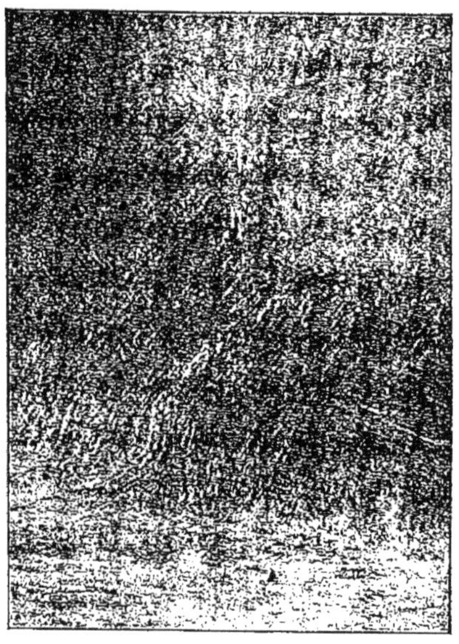

Fig. 26. — Tumeur humaine. Fibro-myome utérin. Couche de basides interprétées comme élements musculaires. Microphoto (Leitz, Ocul. 3 Obj. 7.)

myomes se forment par l'agglomération et la transformation en cellules fusiformes de cellules rondes qui se trouvent autour des capillaires en voie d'oblitération ». C'est le mécanisme que nous réalisons dans nos cultures : les sphérules du champignon s'allongent, deviennent cylindriques, se groupent en cercle ou les unes à côté des autres ; elles émettent des tubes de germination qui forment un mycélium qui, lui-même, produit des conidies et arrive à composer un pseudo-parenchyme.

Nous avons dit que dans le fibro-myome, les fibres conjonctives n'étaient autres que les filaments mycéliens tantôt vides et stériles, tantôt renfermant un plasma de distance en distance.

Le fibrome contient aussi des rangées de basides, c'est-à-dire des conidiophores de même taille formant des sortes de palissades (fig. 26).

A mesure que le mycélium se développe dans les organes, la matière azotée nécessaire à la production du nouveau plasma diminue : on observe alors une atténuation dans la grosseur des filaments nouvellement formés ; c'est ce qui explique la zone *fibreuse* observée journellement à la périphérie des nodules myomateux. Lorsque ce processus s'étend à toute la tumeur, c'est ce que l'on a appelé la *dégénérescence fibreuse*.

Comme il arrive pour beaucoup de champignons, la paroi des hyphes, d'abord tendre, devient quelquefois assez épaisse pour que le lumen disparaisse entièrement. Elle s'imprègne même de matière incrustante et alors la tumeur formée par ces filaments acquiert la dureté d'une pierre ; c'est ce que l'on a appelé la *dégénérescence calcaire* (calculs, pierres de matrice, crétification, pétrification, ossification des auteurs).

Ou bien, au contraire, il se fait un réveil de l'activité du champignon ; des conidies rondes et cylindriques se forment en quantité ; elles s'infiltrent à travers les interstices des faisceaux mycéliens, les élargissent, les distendent, les font même disparaître complètement par place, alors que dans d'autres endroits, au contraire, ces derniers persistent et deviennent même plus abondants. On assiste alors à la *transformation sarcomateuse*, si fréquente dans les fibromyomes.

Ou bien, encore, apparaît la forme de fructification supérieure, le périthèce. L'on a alors la *transformation adénomateuse* qui peut devenir *épithéliomateuse* si le périthèce accomplit son évolution, comme nous l'avons expliqué plus haut. Non seulement, en effet, certains épithéliomes ou carcinomes possèdent tous les caractères des adénomes, mais, le fibrome peut présenter avec eux des points de ressemblance et être composé, comme l'a constaté M. Fabre Domergue, d'îlots identiques à ceux de l'adénome vrai. Il arrive d'ailleurs, qu'une tumeur classée comme adénome récidive sous forme de fibrome pur (Cadiat).

Dans d'autres circonstances, probablement sous l'action dissolvante des ferments secrétés par le champignon même, il se fait une gélification des parois des hyphes et des spores qui affectent alors la forme et le volume des *corpuscules muqueux*.

Cette dégénérescence se fait par taches, ou peut envahir toute la tumeur et amener, par fonte des éléments mycosiques la formation des lacunes ou cavités kystiques si fréquemment observées dans les fibromes, ce sont alors les *dégénérescences myxomateuses* et *kystiques* (fibromes mous, infiltrés, gélatineux, fluctuants, cysto-fibromes des auteurs).

Ces diverses fructifications et dégénérescences peuvent, on le sait, coexister dans une même tumeur. C'est ainsi que sur des utérus, De Vos a signalé la coexistence d'un fibrome, d'un myome, d'un myxome et d'un épithéliome, Niedergall, la présence simultanée du sarcome, du carcinome, du myome et de polypes muqueux, etc. Ces différentes formes répondent aux diverses formes de fructification et de dégénérescence du même parasite.

La leucoplasie. — Il est aujourd'hui cliniquement démontré qu'il existe une étroite relation entre le cancer et les leucoplasies et depuis quelques années l'on pense que si la transformation épithéliomateuse ne doit pas être considérée comme une phase inévitable de la maladie, elle est déterminée par une prédisposition inhérente à la leucokératose elle-même.

E. Monod, Bex, Jouin, Saint-Philippe et Perrin ont montré l'analogie qui existe entre la leucoplasie buccale et la leucoplasie vulvo-vaginale et signalé la tendance marquée que cette dernière présente à subir la transformation épithéliomateuse.

Leloir, Le Dentu ont insisté à maintes reprises sur la dégénérescence cancéreuse de la plaque leucoplasique vulvo-vaginale ; la plupart d'entre eux considèrent l'épithéliome comme un accident de l'évolution de la leucoplasie. MM. Pichevin et Pettit plus avisés (*Sem. gynéc.*, 13 octobre 1896) admettent que la dégénérescence cancéreuse est bien plutôt un stade ultime de l'évolution de la leucokératose vulvo-vaginale. Il y a transformation directe du tissu leucoplasique en tissu épithéliomateux.

MM. Ceston et Pettit (Soc. anat., Paris, avril 1897. page 320) ont aussi observé la transformation directe des plaques leucoplasiques bucco-linguales en tissu épithéliomateux.

MM. Auché et Binaud ont de même observé (Bull. Acad. Méd., Paris, 10 octobre 1899) une leucokératose du gland suivie de l'épithélioma du prépuce. Hallé a, dans une même vessie (Soc. de Biol. 29 mai 1896) observé simultanément le cancroïde et la leucoplasie. Il conclut qu'à la vessie comme à la bouche, la leucoplasie peut dégénérer en cancroïde.

Ce sont, en effet, deux stades d'un même processus. Que l'on veuille bien colorer au Gram, *sans double coloration*, les coupes de plaques leucoplasiques et l'on sera surpris du nombre prodigieux de « corps de Russel » qu'elles renferment. Les éléments qui ont gardé la couleur ne sont autre chose que les sphérules du parasite. Lorsque la transformation épithéliomateuse est imminente, le Gram révèle l'apparition de cellules plus allongées. Puis les conidies se mettent à germer en cercles concentriques et forment des périthèces (globes épidermiques).

Nous avons, par des injections intra-veineuses de cultures, déterminé chez des lapins la leucoplasie linguale et par des injections sous-cutanées créé chez une chienne une leucoplasie s'étendant à toute la muqueuse de l'intestin. M. Barthélemy objecte avec raison que la leucokératose est loin de subir régulièrement la transformation épithéliomateuse. Cela tient, d'une part, à ce que certaines leucoplasies sont, sans doute, produites par un autre organisme et, d'autre part, à ce que les cellules du parasite peuvent rester à l'état de spores dormantes sans arriver à créer des organes reproducteurs.

Processus de l'infection locale. — Il diffère suivant que l'infection se fait par le mycélium ou par les spores. Dans ce dernier cas, l'infection se manifeste par la présence dans les tissus des cellules rondes du parasite qui se colorent fortement par le Gram. Ces cellules peuvent persister pendant longtemps à l'état de cellules dormantes, elles peuvent se multiplier à la façon des levures, cheminer de proche en proche, comprimer, refouler les tissus, envahir les cellules, les nerfs, les vaisseaux capillaires, les fibres musculaires. Après avoir déterminé dans ces éléments des phénomènes hyperplasiques temporaires, elles ne tardent pas à les détruire, à les dissoudre au moyen du ferment qu'elles secrètent. Waldeyer, Cristiani, Desfosses, Hermann et Lesur, Fabre Domergue ont admirablement décrit cet envahissement sous le nom de *propagation par prolifération conjonctive préparatoire*. Pour ces auteurs, bien entendu, les cellules rondes observées n'étaient pas des spores, mais des cellules migratrices. Si bien qu'ils en étaient arrivés à cette étonnante constatation, à savoir que le travail de destruction précédant l'envahissement du cancer est effectué par des cellules migratrices ! M. Fabre Domergue ne peut lui-même s'empêcher de signaler ce que ce fait a d'insolite « *La propagation*, dit-il. (Les cancers épithéliaux, page 126) *par prolifération conjonctive préparatoire semble être due à la réaction de l'organisme contre l'envahissement du néoplasme. Mais alors, dans ce cas, les partisans du rôle protecteur des cellules migratrices et de leur bienfai-*

sante intervention doivent, non seulement, constater ici leur défaite, mais pourrait-on ajouter leur défection. En effet, venues sur le terrain de la lutte pour combattre l'ennemi néoplasique, non seulement elles ne tentent aucun mouvement contre lui, mais, attaquant et détruisant les éléments de défense qui s'opposaient à sa marche en avant, elles se substituent à eux et constituent une avant-garde dont la mission est de faciliter les progrès croissants des cellules néoplasiques dans une légion affaiblie et ravagée. » Quel plus bel argument pourrait-on opposer à la théorie histogéniste ? Et comme à la lumière de nos recherches, les faits, au contraire, s'enchaînent logiquement !

Que deviennent ces cellules globuleuses du champignon ? Lorsqu'il doit y avoir tumeur, elles s'allongent et se mettent à germer. Les histologistes ici encore se sont admirablement rendu compte de ce mécanisme, en l'interprétant évidemment dans le sens histogéniste. C'est ainsi que Waldeyer admet que les cellules migratrices (?) qui ont pris la place des éléments atrophiés s'organisent en un tissu conjonctif (?) à cellules fixes de nouvelle formation (?), destiné à constituer, d'une part, la zône d'envahissement, d'autre part, le stroma de la tumeur.

L'invasion d'emblée par les conidies et le mycélium est beaucoup plus facile à saisir et nous avons pu la suivre dans les préparations d'un cancer du sein au début. Les frottis du mamelon nous avaient révélé la présence de conidies cylindriques ou incurvées, bi-cellulaires ou unicellulaires émettant des tubes de germination à leur extrémité ou dans leur continuité. Il était impossible, dans cet état, de les confondre avec des éléments anatomiques.

Les coupes nous ont montré parfaitement nets, des tubes mycéliens isolés ou associés, ou bien enchevêtrés, partant de l'extérieur et s'enfonçant dans le mamelon à travers les canaux et sinus galactophores.

Ces hyphes se ramifient, s'étranglent de distance en distance, en formant des dilatations, des chlamydospores.

Le mycélium pénètre dans le derme, dissocie les éléments, les détruit et transporte à distance les spores du champignon.

Volkmann a bien étudié l'action corrodante du parasite sur les fibres du grand pectoral envahi par un carcinome du sein.

Il a figuré des fibres altérées, débarrassées de leurs éléments parasitaires. Elles présentent un aspect déchiqueté et rappellent une feuille dévorée par les chenilles. Les cellules mycosiques s'enfoncent dans la substance contractile et s'y creusent des nids.

Nous nous sommes placé ici au point de vue de l'infection déterminée par le parasite venant du dehors et pénétrant dans l'économie à travers les téguments, mais il ne faut pas oublier que l'infection locale peut se faire aussi par voie vasculaire. Nos inoculations intra-veineuses et les tumeurs métastatiques en sont la preuve absolue.

— Arrivé à ce point de notre travail, nous pouvons résumer, ce nous semble, l'état actuel de nos recherches dans cette définition : « **La cancérose est une mycose aiguë ou chronique, se manifestant parfois par une infection initiale généralisée, rapidement mortelle et le plus souvent par la production d'un pseudo-parenchyme en nappe ou en masse, formé d'un stroma mycélien qui peut rester à l'état conidien** (tumeurs bénignes), **ou se recouvrir d'appareils reproducteurs dont le développement est le signal d'une infection chronique générale et d'une cachexie mortelle** (tumeurs malignes).»

Le mot cancer, dans le langage usuel étant synonyme de tumeur maligne, on nous reprochera sans doute, de faire rentrer sous la dénomination de cancérose des affections bénignes. Nous répondrons que les noms ne valent que par la signification qu'on leur donne et qu'il est inutile d'augmenter d'un nouveau terme la littérature médicale déjà si encombrée. Nous ferons en outre, observer que les tumeurs malignes et les tumeurs bénignes, dont nous avons parlé, étant dues à l'évolution d'un même parasite, nous sommes autorisé à les ranger sous une même appellation générale.

CHAPITRE III

ESSAI DE CLASSIFICATION

Nous avons vu que M. Vuillemin se basant sur les analogies morphologiques et de coloration, sur le mode de reproduction, les caractères biologiques, conclut que le parasite considéré par nous comme agent du cancer est le *Cryptococcus ruber* (Demme).

Nous n'avons aucune raison de nous élever contre l'assimilation établie par M. Vuillemin qui, d'ailleurs, ne conteste en aucune façon le rôle pathogène que nous avons assigné à notre parasite, mais alors le *Cryptococcus ruber* n'est pas un Blastomycète, puisque le parasite auquel on l'assimile possède un appareil conidien, forme un mycélium dans les cultures et des fruits ascophores dans les tumeurs.

Il a des formes de fructification qui se succèdent, les conidies apparaissant les premières, les fruits ascophores les derniers, et semble devoir être classé au nombre de ces espèces qui, indépendamment des fruits à asques, ont souvent des fructifications accessoires, conidies portées par des filaments fertiles de mycélium ou naissant à la surface de masses saillantes de pseudo-parenchyme comme on le voit chez les *Nectria*, parasites des chancres des arbres.

Ces considérations venant s'ajouter aux faits rapportés par Fiessinger sur l'extrême fréquence des néoplasmes malins dans le voisinage des vergers et des forêts peuplés d'arbres chancreux nous poussèrent à porter nos investigations de ce côté et à rechercher s'il y avait quelque rapport entre ces Nectries et notre parasite.

Les analogies d'aspect qui existent entre les tumeurs de l'homme et de la plante ont, depuis longtemps, frappé les observateurs et, comme le fait remarquer Vuillemin, en 1651, Harvey comparait déjà les tumeurs de l'homme aux productions parasites que l'on rencontre dans le règne végétal, et Linné cite le cancer parmi les maladies qui marquent l'analogie entre la vie des plantes et celle des animaux.

Cette similitude a frappé M. Fabre Domergue lui-même qui s'exprime ainsi à ce propos : « *C'est même là un fait extrêmement intéressant que la constatation d'une affection rigoureusement homologable chez les végétaux, tellement homologable même, qu'en lisant dans l'ouvrage de Soraüer la définition du cancer des arbres, on retrouve un grand nombre des caractères assignés aux tumeurs malignes des Vertébrés* » (*Les cancers épithéliaux*, p. 400). Et M. Fabre Domergue qui paraît ignorer l'existence d'un parasite dans le cancer des arbres, voit dans ces analogies un argument en faveur de sa théorie antiparasitaire du cancer humain. Le parasitisme de ces tumeurs des arbres étant admis par tous les botanistes, l'argumentation, notre savant confrère en conviendra, se retourne contre lui.

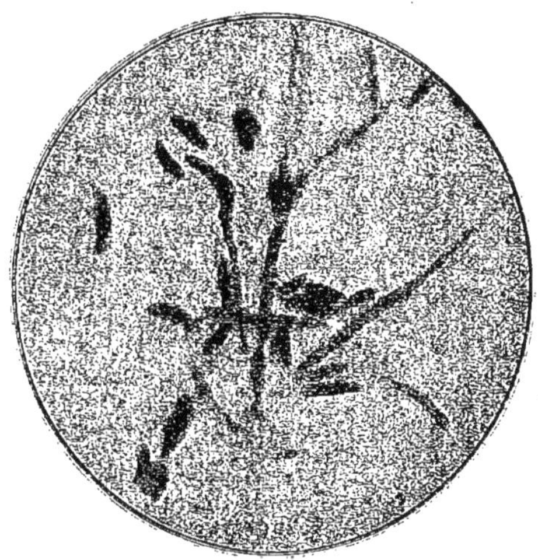

Fig. 27. — Nectria ditissima, culture sur agar. Forme primitive. Microphoto. (Leitz. Oc. 3, Obj. 7.)

M. Vuillemin, au contraire, n'admet pas cette comparaison ; il lui semble que, si l'on voulait trouver en pathologie végétale l'équivalent des tumeurs malignes, on devrait le chercher plutôt dans les excroissances formées par un *Olpidium* dans lesquelles la cellule envahie devient énorme et le diamètre de son noyau est double ou triple, dans les tumeurs produites par l'*Heterodera radicicola*, tumeurs au milieu desquelles des cellules géantes s'établissent par fractionnement répété du noyau.

Quoi qu'il en soit, nous avons étudié les parasites qui produisent ces tumeurs et dans une note à l'Académie des sciences, (10 juillet 1899), nous avons signalé les analogies des cultures d'un Nectria, le *Nectria ditissima*, avec celles du champignon parasite du cancer humain. Nous disions qu'en partant pour nos ensemencements de

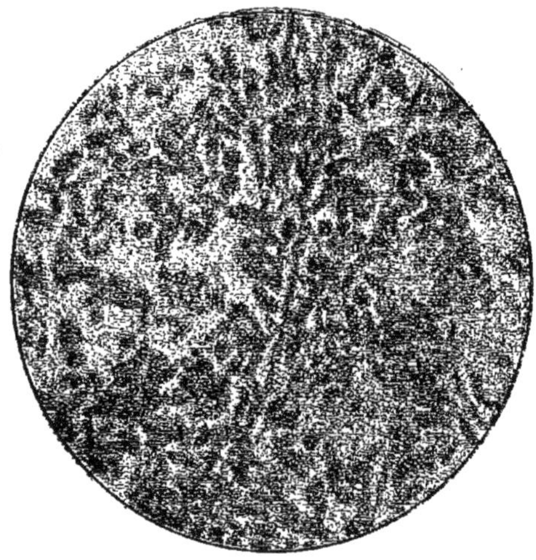

Fig. 28. — Nectria ditissima, culture dans bouillon de raisin. Formes cylindrique et globuleuse. Microphoto (Leitz. Oc. 3. Obj. 7.)

la conidie cylindrique du *Nectria ditissima*, nous aboutissions à la formation d'éléments globuleux, levuriformes, analogues aux sphérules du champignon isolé par nous, des tumeurs cancéreuses. Cette conclusion a été attaquée par M. Vuillemin pour qui ces sphérules sont des levures introduites accidentellement.

Nous ne pouvons entrer ici dans de longues considérations, mais nous tenons cependant à objecter que si les granulations contenues dans les filaments ne sont vraiment pas des spores comme le soutient M. Vuillemin, les filaments dans quelques cultures produisent çà et là dans leur trajet des spores à paroi épaisse, des chlamydospores offrant une grande ressemblance avec les chlamydospores du champignon humain.

La question n'a d'ailleurs, qu'une importance relative, puisqu'elle ne concerne qu'une variété de Nectria et qu'il est avéré qu'une autre variété, tout au moins, produit à l'extrémité de ses filaments, tantôt des spores rondes, tantôt cylindriques. Que l'on consulte à ce sujet la planche de R. Hartig concernant le *Nectria cucurbitula*.

Notre différend avec M. Vuillemin vient surtout des éléments de comparaison dont il s'est servi. Le distingué botaniste a comparé deux choses dissemblables, les cultures de la forme globuleuse du champignon du cancer humain et les cultures de la forme filamenteuse du Nectria ditissima et il a eu raison de dire qu'on ne saurait imaginer un contraste plus frappant. Ce qu'il fallait comparer, ce sont les formes filamenteuses des deux champignons. S'il existe une différence, (différence que nous avons signalée, d'ailleurs, dans notre communication,) elle est, en tous cas, moins choquante. Au point de vue morphologique, on observe notamment un fait bien intéressant. Si l'on procède à des passages à travers l'animal, des cultures composées exclusivement des grandes conidies du Nectria ditissima, les cultures obtenues par les ensemencements du sang du cœur se rapprochent de plus en plus, au point de vue morphologique, et au point de vue des dimensions de celles du champignon du cancer humain à son état conidien.

Nous signalons le fait sans le commenter.

Dans la même communication nous ajoutions que grâce à l'obligeance de M. Daubrée, directeur des Forêts au Ministère de l'Agriculture, nous avions, M. Chaussé et nous, inoculé dans la forêt de Meudon, avec des cultures du parasite humain, des arbres éloignés de toute tache cancéreuse. Six mois après, des chancres apparaissaient sur le frêne, le merisier, l'érable sycomore, l'orme. Inversement, nous avons soumis des lapins à l'ingestion des cultures de parasite des arbres et nous avons obtenu au bout de trois mois environ, des ulcères ronds de l'estomac, comme chez les lapins soumis à l'ingestion de cultures d'origine humaine.

M. Vuillemin demande si nous sommes en droit d'attribuer la production des tumeurs expérimentales des arbres aux propriétés spécifiques du champignon qui a souillé la plaie au début plutôt qu'aux agents multiples qui ont pu la compliquer, puisqu'on l'avait abandonnée en pleine forêt aux injures de l'air et à la contamination des germes prêts à infecter toutes les plaies béantes. Il est certain que, posé de cette façon, le problème est insoluble. Il est impossible de réaliser la stérilisation de l'écorce d'un arbre sans le léser gravement et la production du chancre pourrait être attribuée à ces lésions mêmes. Mais, si nos essais d'infection sont de ce fait, nuls et non avenus, il faut en dire autant des inoculations pratiquées jusqu'ici par les botanistes et notamment des expériences de M. Gœthe sur lesquelles repose la connaissance même du parasitisme du *Nectria ditissima*.

Nous nous contenterons de dire que les arbres que nous avons inoculés il y a plus de deux ans ont été photographiés, numérotés, qu'ils ont été respectés par l'Administration forestière et qu'ils sont à la portée de qui veut les examiner.

Pas plus,d'ailleurs, que dans notre première note, nous n'avons l'intention de tenter une assimilation quelconque. Des cultures que nous faisons depuis plusieurs mois de divers Nectria résulte, d'ailleurs, pour nous, la conviction que les variétés décrites ne sont pas délimitées par des caractères suffisamment précis, que les descriptions basées sur la morphologie des conidies et des ascospores, les modes de germination, la présence ou l'absence de conidies secondaires, le caractère saprophyte ou parasite de ces champignons, l'aspect même des périthèces ne semblent pas justifier toutes ces variétés. Une revision s'impose et il faudrait l'entreprendre avec toute la rigueur de la technique bactériologique. Notre conclusion provisoire sera celle-ci, et nous tenons à ce que l'on ne nous fasse pas dire autre chose: *par ses formes de fructifications dans les cultures et les tumeurs, le parasite que nous avons isolé des tumeurs cancéreuses se rapproche des Pyrénomycètes*, champignons qui vivent en parasites sur les plantes, y produisent des maladies, causent leur mort et, selon l'expression de Prilleux, continuent ensuite de vivre sur les organes qu'ils ont tués jusqu'à ce qu'ils y fructifient.

Tant que nous n'aurons pas obtenu de périthèces sur nos milieux artificiels, il sera impossible de serrer de plus près la question.

M. Vuillemin, s'appuyant sur la couleur rouge de nos cultures croit que cette espèce, sous sa forme globuleuse, diffère des levures isolées jusqu'ici du cancer. Il ne faut pas être, croyons-nous, aussi affirmatif.

Pour ne parler que des éléments que nous avons eus sous les yeux, les cultures de Plimmer, de Londres, offrent avec les nôtres les plus grandes analogies. Isolé en cultures anaérobies, son parasite vit très bien en aérobie. Les cultures du Prof[r] Gaylord, de New-York, sont rouges par place et contiennent un mycélium.

M. Siawcillo de Moscou, par un passage à travers un cobaye, a transformé en culture rouge, la culture que lui avait envoyée Sanfelice. Pour lui, le parasite du savant italien et le nôtre, sous sa forme levure, sont une seule et même espèce.

Existe-t-il plusieurs variétés de ce parasite, difficiles ou impossibles à distinguer dans les cultures ?

Nous n'avons pas passé en revue toutes les tumeurs et nous ne pouvons nous prononcer, mais l'espèce que nous avons décrite, serait, en tous cas, la plus répandue et la plus commune.

CHAPITRE IV

GÉNÉRALITÉS

Greffe cancéreuse. — MM. Duplay et Cazin ont greffé des fragments du cancer de l'homme au chien, au lapin, au cobaye, des fragments sarcomateux du chien à des lapins et à des rats, et dans leurs 94 essais, ont constaté la résorption pure et simple des masses inoculées. Fischel et Mayet n'ont pas été plus heureux.

La greffe du cancer n'a donc pas réussi et, disons-le tout de suite, la greffe, en tant que greffe, ne pouvait pas réussir.

Pour qu'une portion de tissus vivants puisse contracter une union intime avec une surface dénudée et vivre ensuite de la même vie qu'elle, il faut que le *greffon* soit de même ordre que le *sujet*. La greffe, en effet, ne peut s'effectuer entre tous les individus du règne végétal. On pense même qu'elle n'est efficace et solide qu'entre plantes d'une même famille.

Dans le règne animal, il en est de même et les transplantations sur des animaux d'un autre ordre zoologique donnent des résultats négatifs.

Si la greffe pratiquée de végétal à végétal, d'animal à animal présente des difficultés, que serait-ce si l'on voulait greffer sur l'homme, mieux qu'un rameau, une plante entière ? L'idée, certes, n'en viendrait à personne.

Et c'est ce que l'on essayait, cependant, de réaliser lorsque l'on tentait la greffe du cancer.

Maintenant que nous pensons avoir établi que le cancer est un mycome portant des appareils de fructification, un corps parasitaire organisé végétal, cette tentative paraît insensée. Autant pratiquer sur les vertébrés la greffe du gui, des cuscutes, des orobranches !

Non seulement, la greffe, née tout entière d'une théorie fausse, la théorie histogéniste, ne pouvait pas réussir, mais il était difficile, pour réaliser l'inoculation du cancer, d'imaginer un moyen plus imparfait. C'était aller à plaisir au devant de la difficulté.

D'abord, le fragment hérétogène transporté agit comme un corps étranger. Ensuite, il se passe dans l'économie ce que l'on observe quand on introduit un noyau cancéreux dans un bouillon de culture. Il ne laisse échapper que très lentement les spores qu'il renferme et plusieurs jours se passent le plus souvent avant qu'il y ait culture. Cette lenteur est très favorable, on le conçoit, à la défense de l'organisme — les spores, au fur et à mesure qu'elles apparaissent, sont immédiatement phagocytées, comme nous avons pu nous en assurer.

Aussi, les cas où l'infection s'est produite, *malgré la greffe*, sont d'une extrême rareté. Il n'y a guère que le fait de Mayet qui, sur une totalité de cinquante-cinq inoculations de cancers épithéliaux pratiquées sur des rats, a observé *une* généralisation.

L'animal mourut 38 jours après l'inoculation en présentant deux masses cancéreuses adhérentes aux corps des vertèbres dorsales, de petits nodules à la surface du foie et *la tumeur ne s'était pas entièrement résorbée*. Il est difficile d'appeler cela une greffe.

Les spores émanées de ce fragment désagrégé sont seules responsables des lésions observées et de l'infection. Ce n'est pas une greffe, c'est une inoculation qui se rapproche de celles que nous pratiquons avec nos cultures.

Le procédé qui a donné les plus beaux succès dans la transmission expérimentale du cancer est celui qui consiste, au contraire, à détruire l'organisation du néoplasme et à inoculer le *produit de trituration de ce dernier par doses successives*.

Les myriades de spores que contient le liquide font irruption dans les tissus comme une véritable armée et arrivent, par leur nombre même, à échapper à la phagocytose. C'est ce procédé qui fournit entre les mains de MM. Francotte et de Rechter des résultats d'inoculation positive si intéressants. Ces auteurs ont, en effet, obtenu chez les souris des tumeurs formées d'un tissu fibreux résistant dans lequel sont logés des amas de cellules épithéliales et une transformation carcinomateuse des ganglions. C'est au moyen d'inoculations dans le scrotum que Hanau obtint sur trois rats une généralisation suivie de mort et prouva d'une façon irréfutable la possibilité absolue de l'inoculabilité du cancer.

C'est enfin, grâce à ce procédé, que Moreau pratiqua ses séries d'inoculations de souris à souris, inoculations qui resteront classiques et qui produisirent des épithéliomes histologiquement analogues à la néoplasie primitive. Il obtint aussi les mêmes résultats par l'ingestion des pulpes néoplasiques. Les inoculations de Moreau qui provenaient d'un seul sujet ont produit des centaines de cancéreux. A mesure que la tumeur primitive subissait une plus grande quantité d'inoculations, son caractère glandulaire s'accentuait davantage, et son stroma conjonctif diminuait proportionnellement. Il s'agit en somme, dans les expériences de Moreau, d'une culture en série, *in anima vili*.

Moins heureux que Moreau, M. Fabre Domergue n'eut que des insuccès. Faisons remarquer que les tumeurs dont il s'est servi pour ses inoculations étaient un carcinome glandulaire et un néoplasme présentant un type intermédiaire entre le carcinome et l'épithéliome glandulaire, tandis que Moreau est parti d'un épithéliome cylindrique, tumeur qui renferme, ainsi qu'il a été dit, des périthèces à l'état parfait et de toutes dimensions. Lorsque l'on injecte le liquide de trituration de ces tumeurs, l'on injecte en même temps de jeunes périthèces extrêmement petits qui, grâce à leur enveloppe mycélienne, ne sont pas, comme les ascospores et les conidies, exposés à être phagocytés et qui achèvent de développer leurs spores dans les tissus du nouvel hôte.

La clinique a, d'ailleurs, depuis longtemps, révélé les allures envahissantes de l'épithéliome cylindrique. Lancereaux fait remarquer qu'ils ne respectent aucun tissu et qu'ils se généralisent dans les organes beaucoup plus souvent que le cancroïde.

Telle est la cause de ces divergences.

Nous ne nous étendrons pas sur la plus ou moins grande facilité des inoculations suivant les espèces animales. Si, en effet, la transmission du cancer de l'homme aux animaux et d'animaux à animaux d'espèces différentes présente plus de difficultés que le transport d'homme à homme ou d'animaux à animaux de même espèce, cela s'explique très facilement par l'acclimatement plus facile et plus rapide du parasite dans un milieu similaire comme composition et comme température à celui auquel il était adapté. C'est là un fait d'observation courante en bactériologie. Et ce milieu est d'autant plus favorable, on le conçoit, qu'il a prouvé manifestement et efficacement sa réceptivité pour le germe cancéreux. Le rapide développement de la tumeur secondaire obtenue par un chirurgien inoculant un fragment du cancer du sein qu'il venait d'enlever, sous la peau de l'autre sein de sa malade, en est la preuve la plus démonstrative.

Le traumatisme dans l'étiologie du cancer. — Nous ignorons s'il existe des statistiques relatives à l'influence du traumatisme sur l'éclosion du cancer. S'il en existe, elles doivent être d'une uniformité désespérante, car il n'est guère de cancéreux qui n'accusent comme point de départ de leur affection, un traumatisme quelconque, chûte, compression, pincement, irritations répétées, etc.

Non seulement, en effet, le cancer se développe de préférence dans les régions voisines d'orifices naturels, mais très fréquemment dans les organes le plus exposés aux accidents traumatiques de toute sorte, les seins (corsets mal faits et trop serrés, coups, chûtes sur le sein), le col de la matrice (accouchements laborieux, coït, application du forceps, déchirures, curetage utérin, etc.) etc.

Le cancer des organes internes, sans communication avec le dehors autre que la voie vasculaire est plus souvent secondaire que primitif, ces organes étant plus à l'abri du traumatisme et de la pénétration du germe.

Cette cause déterminante est relevée si régulièrement dans les antécédents des cancéreux que l'on n'y fait plus attention. L'on se dit qu'il s'agit d'une simple coïncidence. Qui n'est exposé aux traumatismes, aux chûtes, aux contusions? Donc, disproportion entre la fréquence du cancer et la banalité du traumatisme. De là, un certain scepticisme, non partagé d'ailleurs par tous les médecins. C'est ainsi que Hall, par exemple, prétend que le traumatisme a une influence directe sur la nature du néoplasme, que le sarcome succède habituellement à un seul traumatisme et que le carcinome résulte d'irritations longtemps continuées. Il est certain qu'à lui seul le traumatisme est impuissant à créer une tumeur cancéreuse. S'il en était autrement, il y a longtemps que l'homme aurait disparu. *L'action efficiente du traumatisme implique la présence du germe.* Citons un exemple : une malade que nous venons d'observer exerce une profession qui l'oblige à se servir d'un tour dont elle appuie l'extrémité sur le sein. Le mamelon était fréquemment enflammé, mais il n'existait aucune lésion cancéreuse. Cette personne hérite de vêtements ayant appartenu à une cancéreuse et s'en sert pour son usage personnel ; un cancer du sein ne tarda pas à apparaître. Le traumatisme, inefficace jusqu'alors, agit en favorisant à travers les conduits galactophores l'introduction du germe apporté par les vêtements contaminés.

Lorsque les contusions, les irritations, les chûtes s'accompagnent d'une ulcération, l'on peut penser à bon droit que cette dernière a servi de porte d'entrée au parasite, comme il arrive journellement pour le tétanos, par exemple.

Dans le règne végétal, l'on observe aussi ce genre d'infection. Si l'on élague un arbre, si un grelon frappe l'écorce et y fait une lésion, il en résulte une prédisposition anormale qui provoque une maladie infectieuse lorsque certains champignons viennent à s'établir sur cette blessure. C'est le mode de propagation le plus habituel des Nectria parasites des chancres des arbres. Aussi ont-ils reçu des forestiers le nom de *parasites de blessures*. Nos inoculations qui sont une forme du traumatisme sont là pour démontrer que le parasite du cancer humain est lui aussi un parasite de blessures.

Plus difficiles à expliquer étaient les cas où il y a intégrité, au moins apparente, des téguments.

Maintenant que nous savons que le champignon peut végéter pendant longtemps sous forme de spores dormantes, et se mettre ensuite à germer et à dérouler ses formes de fructification sous l'influence de causes spéciales, l'explication est d'une extraordinaire simplicité.

Comment agit le traumatisme sur cette évolution ? Est-ce par une action directe sur les cellules du parasite, est-ce en influençant les tissus, en diminuant leur résistance, en modifiant la composition chimique du milieu ? Le traumatisme moral, le chagrin, les émotions vives qui sont relatées dans les causes déterminantes du cancer agissent-ils de la même manière, en favorisant la production ou la rétention dans l'organisme de substances favorables au développement du germe ?

Il est probable que l'action n'est pas univoque, mais elle se résume, en somme, à déterminer la germination et la fructification du parasite.

Il y a longtemps, d'ailleurs, que la clinique s'est chargée de démontrer la toute puissance du traumatisme sur le développement du cancer. L'on a, en effet, de tout temps remarqué que les excitations, les irritations activent les progrès des cancroïdes, ce qui leur a valu le nom de *noli me tangere*. Chacun sait, d'autre part, les désastreux effets produits par les cautérisations timides, les ablations incomplètes.

Le mal, à la suite de ces interventions, évolue avec une extrême rapidité.

Moreau, de son côté, a prouvé expérimentalement ce que démontrait la clinique. En dilacérant sous la peau de plusieurs sujets une partie de leur tumeur, il a produit ainsi une généralisation du cancer se traduisant par l'apparition de tumeurs secondaires.

Nous avons aussi maintes fois constaté sur nos tumeurs expérimentales l'action favorisante du traumatisme antérieur ou postérieur à l'inoculation. Il s'agit là d'un fait qui n'a plus besoin d'être démontré.

Hérédité. — Si la contagion du cancer est contestée par de nombreux médecins, il est un fait d'observation sur lequel tout le monde est à peu près d'accord, c'est que les descendants de cancéreux sont plus exposés à la maladie que les autres sujets, et ce fait est suffisamment admis pour qu'il nous paraisse inutile d'entrer dans le détail des statistiques relatives à cette question. En admettant — et c'est infiniment probable — que sous l'étiquette *hérédité* soient compris nombre de cas dus à l'infection, à la transmission plus ou moins directe du germe morbide d'un membre de la famille à un autre, à la cohabitation, à l'identité des conditions de vie, que l'on ait mis à l'actif de l'hérédité ce qui appartient en propre à la contagion, il n'en est pas moins difficile de nier l'importance de ce facteur étiologique lorsque, par exemple, Rebulet, sur 33 malades de sa clientèle, relève trente fois des antécédents cancéreux chez leurs ancêtres ou leurs collatéraux, lorsque Broca rapporte que sur 36 individus issus d'une femme morte d'un cancer du sein, 15 sont devenus cancéreux et que, sur ce nombre, 10 ont eu un cancer du sein. Des statistiques récentes tendent cependant à restreindre l'importance de l'hérédité, notamment celle de Gallet et Deschamps en Belgique, celle de Boas à Berlin. Nous ferons remarquer toutefois que ce dernier auteur s'est limité à la statistique des cancers de l'estomac. Or, nos expériences nous ont démontré le rôle considérable joué par l'ingestion dans les ulcères et les néoplasmes de cet organe. Il n'est donc pas étonnant que M. Boas n'ait constaté l'hérédité que dans 9 0/0 des faits, mais, comme son enquête se borne au seul cancer de l'estomac, il n'est pas fondé, ce nous semble, à mettre en doute le rôle de l'hérédité.

Il est infiniment probable que l'influence de ce facteur apparaîtra plus évidente lorsque les tumeurs bénignes et malignes seront rangées dans une même famille, lorsqu'on reconnaîtra que nombre de néoplasmes bénins sont au cancer ce que sont les scrofulides à la tuberculose, et que des parents carcinomateux peuvent donner le jour à des enfants porteurs de papillomes et de tumeurs bénignes et *vice versâ*, que le fils d'une cancéreuse peut avoir un lipome, un fibrome aussi bien qu'un carcinome, etc.

Maintenant que le virus cancéreux est matérialisé sous la forme du parasite que nous avons fait connaître, se pose le problème qui, à propos de la tuberculose, a donné lieu à tant de controverses : l'hérédité consiste-t-elle dans la transmission du germe des parents au fœtus ou n'est-elle que la transmission d'une aptitude à contracter la maladie, aptitude pouvant se manifester plus ou moins longtemps après la naissance ?

Et l'on peut soulever, à propos du parasite, les questions posées par M. Fabre Domergue au sujet de l'hypothèse étiologique des *formations congénitales* et se demander si le germe se trouve préformé dans l'organisme, s'il est transmis héréditairement à travers une longue suite d'individus, tantôt demeurant chez eux à l'état latent, tantôt subissant chez les autres une subite exacerbation, ou bien, au contraire, si le germe envahit les tissus primitivement normaux de l'individu et s'y développe. — En un mot, et pour parler le langage de Peter au sujet de la tuberculose, naît-on cancéreux ou cancérable ?

La prédisposition est fort possible, probable même, mais, si on l'admet, en quoi consiste-t-elle ? A quoi est due cette vulnérabilité plus grande des tissus ? Quels sont les attributs physiques, chimiques, anatomiques de cette hérédo-prédisposition ? Quelle est, au juste, la fameuse constitution du terrain ?

S'agit-il d'une forme spécifique ou bien d'une forme générale d'hérédité, d'une transmission de l'arthritisme comme le veulent Verneuil, Isch-Wall ? Autant de questions à résoudre.

D'autre part, si l'on avance que l'enfant peut apporter le germe en venant au monde, l'on est immédiatement arrêté par des arguments qui, au premier abord, paraissent irréfutables : Le cancer ayant son maximum de fréquence de 35 à 45 ans, comment se fait-il que le virus puisse rester aussi longtemps sans manifester ses effets ?

Nous pourrions nous contenter de répondre qu'en présence d'accidents syphilitiques tertiaires, personne n'hésite à les attribuer au virus dont l'introduction dans l'organisme, révélée par l'apparition du chancre induré, peut remonter cependant à 20 ou 30 ans auparavant. Pourquoi cette latence n'existerait-elle pas pour le cancer ? Les faits semblent le démontrer.

Les cultures nous révèlent l'existence de chlamydospores, c'est-à-dire de spores durables chargées de conserver la semence et pouvant rester à l'état latent pendant un temps considérable.

L'on observe, d'ailleurs, cet état de vie latente chez beaucoup de champignons. M. Brefeld a vu germer des spores de l'*Ustilago carbo* au bout de deux ans, celles du charbon du Millet (*Ustilago-Panici-Miliacei*), ainsi que celles du charbon du Maïs au bout de trois ans. Il dit même avoir fait germer des spores du charbon du Millet vieilles de cinq ans et demi et des spores du charbon du Maïs au bout de sept ans et demi, en les plaçant dans des conditions favorables. D'après Hartig, les cospores du *Phytophthora omnivora* qui pénètrent dans le sol avec des plantes attaquées peuvent y rester à l'état de repos pendant une série d'années et propager de nouveau la maladie quand il se met à germer là des plantes appropriées.

L'expérimentation, d'autre part, nous a appris que le champignon du cancer peut ainsi rester un très long temps dans l'économie sous forme de spores dormantes qui se réveillent dans des circonstances spéciales.

M. le Profr Vuillemin nous a écrit avoir décélé la présence des cellules de notre champignon dans le sang du cœur d'un lapin inoculé dix mois auparavant. Il n'existait aucune lésion apparente dans les organes. Dans le même ordre d'idées, il nous sera peut-être permis d'attirer l'attention sur l'extrême fréquence chez les cancéreux, des *nœvi* et papillomes acquis ou congénitaux. Ces derniers ne seraient-ils pas la preuve matérielle de la transmission intra-utérine du germe, en un mot, la signature du cancer ? Il serait, pour nous, de la plus haute importance de procéder systématiquement aux ensemencements des petites tumeurs congénitales les plus bénignes en apparence, car, ce que nous savons nous autorise à demander si, parmi ces productions, il n'en serait pas de parasitaires qui garderaient la semence pendant de longues années, pour la répandre à l'occasion d'un changement dans les conditions chimiques ou physiques de l'organisme.

Quant à l'argument tiré de la fréquence maxima du cancer à l'âge adulte, et de sa rareté dans le jeune âge, il pèche par la base. Si, en effet, le carcinome est extrêmement fréquent à l'âge adulte, le sarcome est très souvent observé dans les premiers âges de la vie; il évolue même à cette période avec une grande rapidité. De plus, il est des affections mal déterminées, diverses formes d'adénie, de leucémie (Bard appelle cette dernière le cancer du sang) qui, très fréquentes dans l'enfance, pourraient peut-être présenter avec l'infection cancéreuse plus que des analogies et apporter leur contribution à l'édification de la cancérose congénitale.

Contagion. — De même que la contagion de la phtisie était, depuis des siècles, admise par le peuple avant de l'être par les médecins, de même, depuis la plus haute antiquité, le cancer a été réputé contagieux dans le grand public bien plus que dans le corps médical. Le Dr Jules Félix, de Bruxelles fait justement remarquer à ce propos que les paysans qui, par superstition, se garderaient bien de brûler les objets de pansements, linges, cataplasmes, charpie, compresses, etc., ayant servi à un malade de leur famille, *parce que cela porterait malheur au malade*, n'hésitent pas à brûler tout ce qui a servi à *panser un cancer*, parce que ce mal est *très* contagieux.

Il est cependant des médecins qui, frappés de certains faits, se sont montrés résolument contagionnistes. En 1659, déjà, Zacutus Lusitanus professait que le cancer se communique par contagion directe.

En 1672, Nicolaïus Tulpius, relatant un fait de contagion, s'exprimait ainsi ; *cancer ulceratus juxta ac oculorum inflammatio contagiosus est* ».

En 1731, Jancker admettait la contagion, tout en insistant sur l'importance de la prédisposition. En 1773, eut lieu à Lyon, à l'Académie de médecine, une discussion sur cette question. Enfin, dans le milieu de l'avant-dernier siècle se passa à Reims un incident qui dénote un état d'esprit contagionniste évident. L'Hôtel-Dieu en effet, refusa résolument d'admettre les cancéreux et ces malheureux en étaient réduits à errer comme des pestiférés à travers la campagne. Emu de cette situation, un philanthrope, Jean Godinot, fonda de ses deniers un établissement spécial, mais les habitants du quartier s'insurgèrent si bien contre ce voisinage dangereux, qu'il fallut fermer l'hôpital et transporter les malades hors la ville. Ce n'est que longtemps après que l'on pût les réintégrer.

Pendant la période contemporaine, les médecins se montrèrent, en général, très réservés sur cette question du contage et raisonnèrent un peu comme Velpeau : « *la contagion n'est pas démontrée, mais elle est possible* ».

Dans ces dernières années, à la suite des observations publiées par John Hall, May, Eade, Duplouy, Budd, Fiessinger, Guelliot, Arnaudet, l'idée de contagion eut un regain de succès mais ne pût arriver à vaincre l'état d'esprit nettement histogéniste des chaires et des laboratoires officiels. Il est cependant peu de médecins qui, comme Lancereaux, se hasardent à nier résolument la contagion ; la plupart hésitent à se prononcer. En somme, l'opposition n'est pas très vive et la découverte du germe viendra bientôt à bout des dernières résistances.

Nombre de faits, d'ailleurs, sont là qui militent suffisamment en faveur de la contagion. Nous allons les passer brièvement en revue :

Faits de transmission directe ou indirect de l'homme à l'homme. — Rappelons les faits de transmission entre mari et femme, le transport du cancer des organes génitaux de la femme à ceux de l'homme. (Cas de Hall, Fabre Domergue, Demarquay). Guelliot seul a rapporté une statistique de 23 cas de cancer de l'utérus chez la femme et de la verge chez le mari — cet auteur à recueilli 103 observations de cancer double. Quatorze fois il s'agissait de co-locataires, de parents, de maîtres et domestiques, quatre-vingt neuf fois du mari et de la femme. Les Drs Volovski, File, Julliard et Mathieu ont rapporté des faits analogues. Fiessinger surtout a donné dans la thèse de Léon Noel de nombreuses observations.

Citons au hasard et en les résumant, quelques cas de contagion intéressants : *papillome apparaissant sous l'ongle d'un chirurgien à la suite d'une opération pendant laquelle cet ongle s'était retourné* (Guermonprez) ; *cancer de la langue chez un chien léchant la lèvre de son maître atteint d'épithélioma* (Budd) ; *cancer du sein chez trois garçons ayant couché longtemps avec leur mère atteinte d'un cancer au sein* (Zacutus Lusitanus) ; *cancer de la gencive chez un homme ayant sucé la mamelle cancéreuse de sa femme pour la soulager* (Peyrilhe) ; *cancer de la langue chez un chirurgien ayant goûté la sanie d'une mamelle cancéreuse* (Schmith) ; *cancer chez des individus fumant la même pipe* (Dève) ; *mort par cancer de cinq chirurgiens d'un hôpital de cancéreux* (Budd) ; *mort d'Emson par cancer huit mois après qu'il s'était coupé en opérant un cancéreux ; cancer de la langue et des lèvres chez des individus se servant journellement de cartes à jouer contaminées par un porteur d'épithélioma de la langue* (Lannelongue) ; *pharmacien contractant un épithélioma du nez après avoir pansé très longtemps un épithéliome que portait sa belle-mère à la face* (Moreau) : *cas de deux conjoints soignés l'un pour cancer de l'utérus, l'autre pour cancer de l'œsophage* (Michaux, Brouardel) ; *cas d'une garde-malade qui s'infecta en lavant le linge de sa maîtresse atteinte de cancer* (*Médical Record* 1887) etc.

Dans la plupart de ces observations, il s'agit d'individus porteurs de tumeurs malignes communiquant des tumeurs *malignes* à d'autres individus, mais la contagion apparaîtra beaucoup plus fréquente lorsque l'on s'apercevra qu'une tumeur maligne peut se transmettre sous forme de tumeur bénigne et réciproquement.

Depuis que la connaissance de l'unité du germe, a appelé notre attention sur ces faits, nous avons observé d'assez nombreux exemples de cette transmission hétérogène. Deux éléments contribuent puissamment, croyons-nous, à masquer la contagion : la latence du germe, la diversité des néoplasies produites par le parasite.

Lorque l'on se sera familiarisé avec ces faits, la contagion apparaîtra plus clairement.

Les *maisons à cancer* ont été décrites non seulement en France, mais en Angleterre. Fiessinger a, sur ce sujet, publié de nombreuses observations, citons au hasard :

OBSERVATIONS 11 ET 12. — M. G... habite une maison où est mort d'un cancer stomacal en 1891, M. A... En juillet 1893, il succombe à son tour d'un cancer de l'estomac.

OBSERVATIONS 13 ET 14. — M. P.. meurt le 13 août 1895, d'un cancer de l'estomac. L'année précédente, était morte à l'étage supérieur de la maison une femme atteinte de cancer utérin.

OBSERVATIONS 15 ET 16. — Lev.. meurt en 1890, d'un cancer de l'estomac. Le propriétaire de la maison qui occupait l'étage supérieur, présente en 1892, un cancroïde de la joue et meurt en 1894 d'un cancer du rectum.

OBSERVATIONS 17 ET 18. — Pe.. atteint d'un cancroïde à la lèvre inférieure succombe en 1893. Son voisin de chambre, présente la même année un cancroïde à la lèvre inférieure.

Henry Moreau cite trois cas de cancer observés à Auteuil dans un même appartement. Cet appartement avait été précédemment habité par des cancéreux.

Loewe Webb a, pendant une période de 25 ans, compté dans deux logements situés sous le même toit un cancer du rectum, un cancer de l'estomac, un second cancer du rectum, un cancer du larynx, un cancer de l'utérus et un cancer de l'estomac. Tous les sujets atteints étaient non consanguins et sans antécédents héréditaires.

Haveland cite un cas d'épithélioma survenu chez un individu ayant habité une maison où sa grand'mère, le fils et le cousin de cette dame avaient succombé au cancer.

Arny a observé un cancer de l'estomac, un cancer des lèvres, un cancer de l'utérus, et un chéloïde, chez des personnes qui s'étaient succédé dans la même chambre.

Le même auteur rapporte aussi ce fait intéressant : *Mlle B..., âgée de 45 ans, vit 15 ans dans une maison suburbaine de Londres et meurt d'un cancer de l'estomac. Mlle F..., 47 ans, lui succède et occupe sa chambre à coucher ; elle y vit 20 ans et meurt d'un cancer du foie. Mme J... 67 ans, habitant la maison depuis 8 ans prend la dite chambre et succombe à un cancer du sein et de l'utérus.*

Toutes ces malades étaient parfaitement bien portantes auparavant, sans tare héréditaire et sans lien de famille entre elles. On fit désinfecter la chambre et il n'y eût plus d'autres cas.

Il est possible que dans certaines circonstances, la transmission du germe se fasse par l'intermédiaire des insectes. Henry Moreau en a donné la preuve expérimentale. En 1893, cet expérimentateur, dans une communication à l'Institut, a montré que les punaises peuvent servir d'agent d'inoculation. Lorsqu'en effet, l'on isole des cages de souris saines, dont on plonge les pieds dans des baquets remplis d'une mixture d'essence de thérébentine et de camphre, les souris restent en parfaite santé. Mais si l'on introduit dans ces cages de souris saines, des punaises venant de cages de souris cancéreuses, on observe, au bout de quelques mois, que presque toutes les souris des cages infectées par les punaises sont atteintes de cancer.

La propagation du cancer par des organismes étrangers renfermant le germe contagieux, est donc démontrée.

Il est à noter qu'une pareille étiologie est observée dans le cancer des arbres. Très souvent, en effet, le *nectria ditissima* apparaît à la suite des piqûres des pucerons, du *lachnus exsiccator*, notamment. Les insectes, les punaises, joueraient dans le cancer le rôle rempli par les moustiques, le *anopheles* dans la pathogénie du paludisme.

— Il est un fait sur lequel nous appelons tout spécialement l'attention, c'est la *contagion par les vêtements*.

Depuis que nous nous occupons du cancer, nous avons, en effet, observé qu'un assez grand nombre de cancéreuses, avaient, quelque temps auparavant, hérité de vêtements, fourrures, robes, manteaux, etc., ayant appartenu à des personnes mortes du cancer. Il ne s'agit pas là d'une circonstance fortuite ; il s'agit d'un fait qui, par sa répétition même, mérite d'être pris en sérieuse considération.

— Nos observations nous portent à penser aussi que le *blanchissage du linge* constitue un mode de contagion puissant. Dans certains pays, en effet, l'essengeage, le lavage et le rinçage se font dans des réservoirs, mares, cuviers dont l'eau ne se renouvelle pas. Si bien que les germes apportés par l'essengeage séjournent dans l'eau et vont contaminer de nouveau le linge pendant les opérations terminales du blanchissage. La désinfection que l'on est en droit d'attendre du *coulage* est ainsi rendue illusoire. D'ailleurs, il ne faut pas se dissimuler que les lainages tels que chemises, ceintures, gilets, chaussettes, etc., de laine ou de flanelle, ne peuvent être lessivés à l'eau chaude parce que l'étoffe se rétrécirait. On est obligé de se contenter de les savonner à l'eau froide ou tiède qui, rarement, est à plus de 40°. Dans ces conditions, il ne faut donc pas s'étonner que le blanchissage, loin d'être un mode de désinfection, soit une cause de propagation.

Nous nous sommes enfin assuré que *l'air pouvait servir de véhicule au germe*. Des tubes de bouillon et des tubes d'agar ont été placés par l'obligeance de notre distingué confrère Tapie, dans une salle où, depuis la fondation, se succèdent sans interruption, une trentaine de cancéreuses. Au bout de quelques jours, l'examen microscopique démontrait la présence du parasite au milieu de la flore bactérienne développée dans ces milieux et les cultures sur plaques nous permirent de l'isoler.

L'expérience a, paraît-il, été renouvelée à Brévanne par M. Chevalier.

Il n'est pas probable, cependant, que la transmission directe par l'air, joue un rôle considérable.

Puissante dans la tuberculose, elle ne doit pas être bien efficace dans le cancer. Il suffit, pour s'en convaincre, de comparer la fréquence de la tuberculose pulmonaire au nombre restreint de cancers du poumon.

Le champignon qui nous occupe, est surtout un parasite de blessures. Il est permis, par exemple, de se demander si le séjour dans une salle de cancéreux ne présente pas pour les malades, porteurs de plaies, quelques inconvénients dissimulés par les singularités, les lenteurs de l'infection et la latence du germe.

Contagion des végétaux à l'homme. — Soit que l'on admette une analogie entre notre parasite et les *Nectria* des chancres des arbres, soit que l'on se range à l'opinion de M. Vuillemin et qu'on l'identifie à un saccharomyces, les végétaux dans un cas comme dans l'autre, doivent être incriminés comme agents de contage, puisque le *cryptococcus ruber* de Demme, se développe sur le bois et les débris végétaux.

L'une et l'autre interprétations apportent un appui réel aux faits observés par Fiessinger.

On sait, en effet, que ce distingué confrère n'a pas hésité à attribuer au voisinage des tumeurs végétales, la fréquence du cancer dans les maisons situées à la lisière des bois, des forêts, des vergers.

L'on s'expliquerait ainsi le résultat de certaines statistiques chirurgicales qui accusent, toutes proportions gardées, un plus grand nombre d'opérés pour tumeurs malignes parmi les gens de la campagne que parmi les citadins.

Le chiffre considérable des cancers et surtout des cancers de l'estomac, signalé en Normandie et en Bretagne par Arnaudet Rebulet, etc.. s'expliquerait également.

Certains cidres constitueraient, en effet, un véhicule du parasite, comme l'avait bien pressenti Arnaudet. Les fins rameaux, qui se mêlent aux pommes, viennent contaminer les moûts.

Nous avons constaté la présence du Nectria ditissima dans des mères de cidres qui nous ont été envoyées de Bretagne et de Normandie et nous l'avons isolé. Question de classification, de parenté à part, nous savons que ce champignon est parfaitement capable de produire des ulcères de l'estomac.

La contagion des végétaux à l'homme, donnerait raison d'une quantité de faits jusqu'alors inexplicables et sur l'interprétation desquels l'on se perd en conjectures.

Le peu de fréquence de cette affection chez les habitants des plateaux secs et les centres d'immunité observés dans ces conditions par Haveland, Guelliot, Arnaudet, Bierry, Julliard, Fiessinger trouvent leur explication dans ce fait qu'une grande humidité de l'air et du substratum dans lequel ils végétent est, en effet, une condition nécessaire au développement des champignons. Cela s'explique par leur grand besoin d'eau et aussi pour la facilité avec laquelle les corps reproducteurs dans un milieu sec se dessèchent et périssent avant d'arriver à maturité.

L'humidité, au contraire, favorise leur développement et rendrait compte du grand nombre des cancers humains observés dans les endroits situés au bord des cours d'eau, des étangs ou des marais par Fiessinger, André, Guelliot, Desplons, Mathieu, Arnaudet, Haveland, Levrat, Millet, Arcy-Power.

Il n'est pas jusqu'à l'étiologie du cancer du scrotum des ramoneurs qui ne trouverait aussi sa solution. — L'on sait en effet que cette affection est extrêmement fréquente chez ces ouvriers dans les pays où *ils montent* encore dans les cheminées.— Alors que dans sa statistique relative au cancer, Newsholme établit pour un homme occupé à une profession, une mortalité de 44 pour 1.000, pour l'homme inoccupé une mortalité de 96 pour 1.000, il donne pour les ramoneurs le chiffre énorme de 156 pour 1.000. — Il n'est pas d'autre profession qui paie à la cancérose un tribut aussi considérable. L'explication en est simple. Les spores très résistantes à la chaleur, sont entraînées dans la poussière du bois incomplétement brûlé et vont se fixer dans la suie le long des parois de la cheminée. Elles pénètrent à travers les tissus, de préférence dans les régions le plus souvent soumises aux irritations, aux frottements nécessités par la profession.

Et c'est bien du bois et des débris végétaux servant à la combustion que proviennent les spores et non du charbon de terre, comme il était aisé de le prévoir, ce dernier ayant subi lors de sa formation, des températures fantastiques. Law Webb d'Ironbridge qui exerce depuis 25 ans dans le district houiller de Shropshire, s'est, en effet, convaincu de l'innocuité de ce combustible au point de vue du cancer. Il n'a pas encore vu, durant cette longue période, un cas de cancer chez un mineur travaillant dans les galeries de houille. Il faut savoir que dans ce district, le cancer est commun. Un autre médecin qui exerce dans le même district n'a pu non plus se rappeler un seul cas de cancer chez les mineurs.

Il aurait cependant observé des sarcomes. Montagnon a cité des faits qui, au premier abord, viennent à l'encontre des conclusions de Law Webb. Sur un relevé de 60 cas de cancers, il a, en effet, constaté que 13 appartenaient à des ouvriers mineurs, ce qui donne au pourcentage une proportion de 21 0/0. Cette contradiction n'est qu'apparente, car *tous ces cancers avaient pour siège l'estomac* : Or, nous connaissons le rôle tout puissant dévolu à l'ingestion dans le cancer de cet organe. La boisson de ces ouvriers doit être, à bon droit incriminée : si la houille, d'ailleurs, renfermait des spores contaminatrices, les téguments des mineurs seraient les premiers infectés. C'est donc le bois ou les végétaux avec les germes qu'ils contiennent, qui, dans le cancer des ramoneurs, seraient les agents principaux.

Nous avons pu nous assurer, d'ailleurs, que l'addition d'une petite quantité de cendres de bois favorise la germination dans nos cultures.

— D'après Tillmanns, sur 77 cancers des lèvres, quatre seulement se sont développés chez les femmes et de 245 cancers de la langue, 230 ont été constatés chez des hommes et 15 chez des femmes.

Une autre statistique nous montre 97 cancers de la langue chez des hommes et 3 seulement chez des femmes.

Indépendamment de l'action irritante et banale déterminée par l'habitude de fumer, action qui, en diminuant la vitalité des épithéliums, dispose à l'infection, l'usage de certaines pipes de mérisier, de pommier, d'autant plus recherchées et d'autant plus pittoresques qu'elles sont *taillées en pleins chancres des arbres*, devrait être incriminé avec quelque raison.

La même étiologie paraîtrait applicable à l'épithéliome des mains si répandu parmi les ouvriers qui extraient du bois la poix et la paraffine.

Influence du terrain. — Pour naître, le cancer n'exige pas seulement des spores et du mycélium ; il faut encore qu'il rencontre des conditions de milieu favorables.

Ces conditions, quelles sont-elles? En quoi consiste la prédisposition anormale de l'organisme ?

Breschet croit à l'influence du lymphatisme. Chenet invoque le nervosisme.

Bazin qui séparait l'arthritisme de l'herpétisme, disait que le cancer est la dernière expression de la diathèse herpétique mais qu'il pouvait aussi être produit par l'arthritisme. Gintrac, Pujol, émettaient la même opinion. Hardy, Gigot-Suard, James Pajet, Lancereaux voient dans le cancer une manifestation ultime de l'herpétisme.

Verneuil et Isch-Wall surtout semblent avoir bien démontré les rapports étroits qui relient cette maladie à la diathèse arthritique. Ces auteurs ont, en effet, relevé dans un grand nombre d'observations cliniques, des antécédents arthritiques chez les cancéreux ou chez leurs ascendants. Quant à la prétention de démontrer l'étroite parenté de l'arthritisme et de la néoplasie par les lésions des nerfs chez les cancéreux, nous pensons qu'il y a là une erreur d'interprétation. Les névrites observées chez ces malades par Gombault. Klippel, Arthaud, Cuffer, Riehl, Isch-Wall, sont apparement dues à l'infection cancéreuse elle-même. Les *cellules rondes* signalées dans les coupes, sont là pour nous le démontrer.

Il n'en est pas moins vrai qu'il existe un rapport entre le cancer et l'arthritisme et nous revendiquons l'honneur de l'avoir pu établir expérimentalement en révélant l'action favorisante de l'acide urique sur les cultures du champignon.

Une étude plus rigoureuse du chimisme humoral favorable au cancer va peut-être résulter de la connaissance du champignon et de sa toxine. Cette dernière contribuait sans doute à fausser les résultats. On remarque, en effet, entre les diverses analyses, les plus grandes contradictions.

Dans les analyses du sang, Rubinstein a trouvé l'alcalinité tantôt augmentée, tantôt normale, tantôt diminuée. Renzi et Marotta, l'ont trouvée diminuée.

Moraczewski, a constaté une diminution de l'albumine, des sels, du sang, du phosphore et une augmentation de chlore.

Bohne insiste d'une façon particulière sur cette augmentation anormale du chlorure de sodium.

Dans les analyses d'urine, le chiffre de l'urée est pour les uns augmenté, diminué pour les autres. Rommelære a été jusqu'à faire de la diminution du taux de l'urée un signe pathognomonique du cancer. Duplay, Cazin, Savoire se sont élevés contre cette assertion.

Ce qui nous paraît présenter le plus d'intérêt, c'est la diminution des chlorures dans l'urine, signalée par Schopp. Cette diminution n'est pas en rapport avec l'alimentation, mais elle est en relation directe avec l'accroissement de la tumeur. Les phosphates ont été trouvés tantôt augmentés, tantôt diminués. Mya et Tassinari ont signalé la présence de l'acétone et de l'acide acétylacétique, Cathelineau celle de l'indican, Gilbert et Weill le glucose, V. de Holstein enfin, a appelé l'attention sur une albumosurie qui lui paraît être pathognomonique de la sarcomatose osseuse primitive.

Quelques auteurs se sont occupés de la constitution chimique des tumeurs elles-mêmes et ont abouti à des conclusions contradictoires. Schopp a signalé l'accumulation des chlorures dans le tissu néoplasique (à rapprocher des constatations de Moracyewski et de Bohne), Zoja une nucléo-albumine qu'il identifie avec la nucléo-histone de Lilienfeld, une série d'albumines et une protalbumose. Hugounenc et Paviot ont appelé l'attention sur les propriétés oxydantes de quelques tumeurs malignes. Nepveu a enfin signalé la présence de l'indol et de l'indican. Il nous faut ici ouvrir une parenthèse. Nous avons, en effet, soumis des cultures liquides du champignon à la réaction de l'indican. Après les avoir additionnées, à chaud, d'une quantité d'acide sulfurique égale au quart de leur volume, nous avons ajouté de la benzine. La couche de benzine qui surnage prend un légère coloration rose.

Nous ne parlerons pas ici des toxines signalées par Griffiths, Pouchet, Eliacheff, Hilt, Castelli, Meyer, Lesné. Elles ne sont autre chose que les substances sécrétées par le champignon, substances dont nous nous occuperons plus loin. Mais il nous faut dire quelques mots sur la question du glycogène dans les tumeurs.

Pronostic des tumeurs basé sur la recherche du glycogène. — Dans une série de travaux, M. Brault s'est appliqué à faire connaître qu'il existe dans les tumeurs une substance qui se détruit spontanément ou en présence de l'eau, substance qui est coagulée par l'alcool et qui, sous l'influence de l'iode, se colore en brun acajou. Elle est, dans les néoplasmes, en quantité exactement proportionnelle à l'intensité de leur développement. Cette constatation, facile à faire par la coloration à la gomme iodée des coupes préalablement fixées par l'alcool, peut donc servir de base au pronostic.

M. Brault ne met pas un instant en doute que cette substance ne soit le glycogène. Elle a la réaction du glycogène, donc, c'est du glycogène.

Nous avons constaté toute la valeur de la méthode proposée par M. Brault, mais nous nous sommes aperçu en même temps, que la substance qui se colore ainsi en brun dans les tumeurs, n'est pas du glycogène.

Elle n'est autre que la matière constituante des cellules même du champignon.

Lorsqu'en effet, l'on traite par l'alcool absolu ou par l'alcool à 95° des cultures faites dans les milieux qui, par eux-mêmes, ne renferment pas de glycogène, l'on détermine l'apparition d'un précipité qui, comme ce dernier, se colore en brun acajou, sous l'influence de la solution iodée et qui, comme lui, ne réduit pas la liqueur de Barreswill. Il y a donc là un défaut d'interprétation que l'on ne pouvait prévoir.

Le procédé de pronostic proposé par M. Brault, n'en est pas moins précieux, puisqu'il permet de mesurer l'énergie cellulaire du champignon, énergie qui s'exalte pendant les périodes de végétation.

Ce réactif peut même apporter au diagnostic histologique un appui très appréciable, puisqu'il permet de différencier les glandes à épithelium cylindrique normales « des cavités à cellules cylindroïdes de l'épithelioma ». L'iode, comme le fait remarquer M. Brault, colore ces dernières en brun et respecte les premières. C'est donc un excellent moyen de distinction entre la glande animale personnifiée par les unes, et le périthèce végétal représenté par les autres.

M. Brault a été amené à faire d'autres constatations intéressantes.

C'est ainsi qu'il signale que sur les cancers en apparence éteints, il existe des cellules encore actives, ce qui explique, dit-il, les faits de reviviscence spontanée ou post-opératoire.

La réaction, dans ces cas, met, en effet, en relief la présence à l'état végétatif, des spores qui, à un moment donné, se mettront à germer.

La description qu'il donne des cellules *très fortement glycogénées*, n'est pas non plus sans intérêt. Le distingué chef des travaux anatomiques fait observer que, contrairement à la cellule hépatique qui utilise le glycogène, ces cellules, loin de présenter un protoplasma granuleux et opaque, possèdent un protoplasma clair presque translucide, un contour assez net et un noyau central très visible. Par le picro-carminate d'ammoniaque, le noyau se montre avec évidence, le protoplasma est à peine teinté.

Il n'est pas difficile de trouver, dans nos cultures, des globules qui répondent à ces caractères.

M. Brault a, de plus, remarqué que la réaction s'applique aussi bien aux sarcomes, aux fibro-myomes, aux lymphadénomes et aux chondromes qu'aux épitheliomes. Quel meilleur argument peut-on présenter en faveur d'une même origine et de l'identité biologique des parasites constituants.

La réaction manque, bien entendu, dans les fibromes, tumeurs qui se signalent par un mycélium stérile, privé de plasma et par l'absence des cellules rondes du champignon.

Métastases. — Il est admis à peu près généralement que les métastases cancéreuses résultent du transport par voie vasculaire et en des points souvent fort éloignés, d'éléments provenant de la tumeur primitive. La question, dès lors, apparaît très simple. Ces éléments, considérés par les histogénistes comme de jeunes éléments épitheliaux, ne sont autre chose que des cellules, des spores et des périthèces du parasite. La démonstration de cette affirmation est d'une extrême facilité, puisque les ensemencements des tumeurs métastatiques et primitives donnent le même parasite.

A la lumière de ces faits, s'expliquent des choses auparavant inexplicables, telles que la présence d'éléments cylindriques (?) du cancer de l'estomac dans les tumeurs métastatiques de cet organe, siégeant dans des régions dépourvues d'épithelium cylindrique, la présence dans les carcinomes secondaires des ilôts néoplasiques pleins et ramifiés du carcinome, la rencontre de globes épidermiques dans les organes constitués aux dépens du feuillet mésodermique, l'existence de cancers épithéliaux dans les os et les ganglions. Les spores apportées par la voie vasculaire se développent en présentant le même mode de fructification que dans la tumeur primitive, déterminant par conséquent la formation d'une tumeur histologiquement identique à celle dont elles proviennent.

Et pourquoi cette identité de développement, de fructification, de structure ? Parce que la composition chimique et les conditions physiques du milieu sont identiques; c'est un même bouillon de culture. Parce que aussi, dans l'épithéliome, les périthèces jeunes détachés de la tumeur primitive et lancés dans la circulation, vont très simplement continuer leur évolution dans d'autres organes et constituer ce que l'on a appelé les pseudo-tubes glandulaires et les globes épidermiques.

Récidive. — Que la récidive suive de près ou de loin l'opération chirurgicale du cancer, qu'elle se fasse sur place ou à distance, elle est due sans conteste, la nature parasitaire des néoplasmes étant démontrée, à la prolifération des éléments du champignon qui ont survécu à l'opération. Tantôt ces éléments germent sur place et la récidive a lieu sur le champ opératoire, tantôt ils sont entraînés à distance par voie vasculaire et vont former une ou plusieurs tumeurs dans des organes plus ou moins éloignés.

Les lésions spécifiques obtenues chez nos lapins dans les organes les plus divers, par injections intra-veineuses des cultures du parasite, constituent la preuve expérimentale et irréfutable de ce mode de propagation.

Il est certain que le couteau du chirurgien, lorsqu'il sectionne les vaisseaux d'un tissu contaminé, doit favoriser cette mobilisation des spores, et cela d'autant plus que la zône d'invasion s'étend souvent fort loin, comme en témoigne la fréquence des récidives ; de là ce précepte depuis longtemps sanctionné par l'expérience, d'opérer largement, hors des limites de la tumeur.

Il serait aussi désirable, croyons-nous, que l'on laissât plus longtemps saigner les vaisseaux et que, comme le proposait M. Schmeltz au Congrès de Lille, l'on s'abstînt de ligatures et de la pratique, sans doute plus élégante et plus expéditive, des réunions par première intention. Des pansements antiseptiques, à défaut d'un pansement spécifique, appliqués sur les tissus cruentés nous sembleraient infiniment préférables. Les plaies mettraient un mois et plus pour se cicatriser, mais on diminuerait ainsi, ce nous semble, les chances de récidive. Malheureusement, cette pratique n'est pas toujours possible.

Quoi qu'il en soit, il est des cas où les récidives se montrent à une époque si éloignée de l'ablation, qu'il est difficile de penser au développement de germes contemporains de l'opération, si l'on n'a pas présents à l'esprit les caractères biologiques du champignon dont les spores conservent longtemps leur pouvoir végétatif et, au bout d'une longue période, se mettent à germer sous l'influence d'un traumatisme ou d'une modification du chimisme humoral.

Les inoculations expérimentales, jugées *a priori* négatives et pourtant suivies à longue échéance, de l'apparition de nodules néoplasiques dans les organes, sont une seconde preuve de la latence du germe.

Coloration des téguments. — La teinte jaune paille que présente la peau des cancéreux est due au dépôt dans les couches du derme des substances colorantes élaborées par les cellules du champignon et charriées par le sang. Cette coloration spéciale que l'on attribuait gratuitement à des altérations du foie par des noyaux secondaires, à des hémorragies, au défaut d'élimination des produits d'excrétion des éléments cellulaires désorientés, cette teinte s'explique tout naturellement, si l'on considère que les éléments du parasite vus sans coloration sont jaune citrin, qu'ils donnent aux différents milieux de culture une coloration allant du gris jaunâtre au rouge et qu'enfin leurs produits solubles présentent une teinte jaune d'autant plus foncée que la concentration est plus accentuée.

Il est, d'ailleurs, des végétaux qui se colorent d'une façon analogue sous l'influence de la matière grasse chromatique secrétée par les myceliums parasitaires; c'est ainsi qu'un grand nombre d'Uredinées, grâce au plasma jaune d'or qu'elles contiennent, colorent en jaune les tissus foliacés et corticaux dans lesquels elles végètent.

La teinte jaune paille est d'autant plus accusée que le parasite présente son plus haut degré de fructification et forme des périthèces. Aussi, les épithéliomes impriment-ils rapidement à l'individu le facies caractéristique. Dans les sarcomes, au contraire, la coloration spéciale peut n'apparaître que tardivement, alors même qu'ils atteignent de grandes proportions. C'est donc une affaire de fructification.

Odeur de l'ichor cancéreux. — Lorsque l'on procède à l'ablation d'une tumeur cancéreuse *non ulcérée*, celle-ci ne dégage pas d'odeur spéciale. D'autre part, les cultures du champignon parasite n'ont pas une odeur désagréable. Elles exhalent un léger parfum difficile à définir, qui s'exagère quand on les chauffe et se rapproche assez, croyons-nous, de l'odeur dégagée par des noyaux de fruits plongés dans l'eau et soumis à l'ébullition.

Ce n'est donc pas le parasite qui produit à lui seul l'odeur *sui-generis*.

Pour arriver à la solution du problème, nous avons introduit dans des tubes contenant une certaine quantite d'eau, des fragments de muscles, de peau, de mamelles, pris sur un animal sain. Quelques-uns de ces tubes ont été directement bouchés à l'ouate. Dans les autres, nous avons, avant la fermeture, introduit un peu d'huile. Le tout a été stérilisé à l'autoclave à 130°. Puis, de ces tubes, nous avons fait trois parts. Les tubes ne renfermant pas d'huile ont été, les uns laissés comme témoins, les autres ensemencés purement à l'aide d'une pipette contenant la culture du champignon. Les tubes renfermant une couche d'huile ont été également ensemencés.

Au bout de quinze jours, ces tubes ont été examinés. Les tubes témoins ne dégagaient aucune odeur. Il en était de même de ceux qui renfermaient une culture maintenue à l'abri de l'air par l'addition d'huile. Les cultures qui s'étaient développées à l'air, dégageaient seules une odeur caractéristique. Au lieu de nous servir d'huile, nous avons procédé aussi à des cultures dans des ballons privés d'air, et le résultat a été le même.

Les examens microscopiques et les ensemencements n'ont revélé dans les tubes odorants aucun autre organisme que le champignon.

Nous sommes donc en droit de conclure que *l'odeur de l'ichor cancéreux résulte de l'action du parasite sur les tissus animaux en contact avec l'air*. La présence d'associations microbiennes l'exagère sans doute, mais n'est pas nécessaire à sa production.

Cachexie.— Pour expliquer la cachexie, il n'est pas besoin d'entrer dans de longs développements. Nous avons, en effet, démontré la présence du parasite dans le sang des cancéreux cachectiques. Nous avons, d'autre part, constaté l'action pathogène de ce parasite.

La cachexie est donc due, en première ligne, à l'infection. Les analyses bactériologiques du sang démontrent même qu'elle est en raison directe de cette dernière. C'est ainsi que les ensemencements du sang de malades atteintes de cancers primitifs du foie ne nous donnaient des cultures que lorsque l'infection exagérait la teinte jaune paille des téguments et se manifestait par des épistaxis fréquents.

La cachexie est déterminée, en seconde ligne, par la rétention dans le sang et les tissus, des substances élaborées par le champignon. L'injection abondante et répétée des bouillons de cultures filtrés à la bougie, détermine un amaigrissement prononcé. Les recherches que nous avons entreprises dans l'intention de déterminer la part qui revient à l'un et à l'autre de ces facteurs dans la production de la cachexie, sont loin d'être terminées.

Associations microbiennes du cancer. — Il existe une tendance assez générale à croire à un antagonisme entre le cancer et la tuberculose. Lurbach a établi au contraire :

1° Qu'il peut y avoir coexistence fortuite de la tuberculose et du cancer ; 2° que dans des cas de tuberculose ancienne, le carcinome peut être une cause de développement d'une tuberculose nouvelle ; 3° qu'une nouvelle affection tuberculeuse peut (très rarement) se déclarer au cours d'une affection carcinomateuse ; 4° qu'un cancer peut venir s'ajouter à une tuberculose chronique, cette dernière y jouant le rôle de cause prédisposante ; 5° que l'on peut observer une invasion simultanée de ces deux maladies.

Clément qui a apporté des observations à l'appui de cette classification (Virchow, S. arch. Bd. 139, Heft 1), soutient que l'action locale et générale du cancer peut provoquer une tuberculose latente ; que celle-ci peut apparaître là où elle ne se développe pas d'habitude et que la production du cancer dans des ganglions lymphatiques, déjà tuberculeux, peut faire croire à la nature tuberculeuse de la tumeur.

Pilliet et Piatot (tuberculose et épithéliome coexistants), Zenker (cancer et tuberculose de l'œsophage), Cordua (cancer et tuberculose de l'œsophage), Baumgarten (cancer et tuberculose du larynx), Claude (cancer et tuberculose de l'estomac), se sont aussi occupés de ce sujet.

Cette sorte de symbiose tuberculo-cancéreuse, n'a rien qui doive surprendre si l'on réfléchit que le bacille de Koch et le champignon du cancer peuvent évoluer sur les mêmes milieux artificiels.

Le champignon que nous avons isolé, se développe, en effet, une fois acclimaté, dans le bouillon glycériné, sur sérum solidifié, sur gélose simple ou glycérinée, sur pomme de terre et sur les milieux végétaux où Sander réussit à cultiver le bacille de Koch, c'est-à-dire sur les radis blancs, les radis noirs, les choux-raves, etc.

L'on ne peut s'empêcher de rapprocher ces observations des faits dont se sont servi les histogénistes pour infirmer la nature parasitaire des « corps de Russel ». Le grand argument, en effet, consiste à dire que ces éléments ont été vus par Letulle dans des ganglions tuberculeux, par Klien dans une capsule surrénale tuberculeuse, dans les ganglions tuberculeux du bœuf et de l'homme. Après les observations de Lurbach et de Clément, l'on voit ce qu'il faut penser de ces objections. Comme, d'un autre côté, nous avons démontré que les spores du champignon peuvent se borner à faire une lésion inflammatoire, il est, par conséquent, parfaitement naturel que M. Cazin les ait vus pour la première fois dans un tissu inflammatoire voisin d'une dent cariée, et il est plus naturel encore que Klien les ait observés dans un cancroïde de la lèvre, production due au même parasite que le carcinome. On se demande vraiment ce qu'il reste des arguments opposés à la nature parasitaire de ces fameux corps de Russel!

Il faut s'habituer à l'idée qu'ils peuvent se rencontrer sans qu'il y ait pour cela *tumeur cancéreuse*, de même que l'on peut rencontrer le pneumocoque, le bacille de la diphtérie, par exemple, sans qu'il y ait pneumonie ou fausse membrane, de même qu'en l'absence de toute manifestation actuelle de syphilis, l'on est en droit de croire à la présence de l'agent spécifique dans l'économie pendant la période souvent fort longue qui sépare le chancre initial des accidents tertiaires.

La répartition géographique du cancer. — D'une étude du cancer, Behla conclut que cette maladie se montre dans toutes les parties du globe. Le cancer se rencontre d'une façon générale dans l'Europe centrale, et s'observe moins fréquemment dans les régions du Nord et du Sud (Grèce, Turquie). Rare au Groëland, dans l'Asie septentrionale, l'Arabie, la Syrie, il est plus fréquent dans les Indes et surtout au Japon.

En Afrique, il est assez rare, on ne l'observe guère qu'en Algérie et à Madère. Il est exceptionnel en Abyssinie, en Tunisie, en Egypte et dans l'Afrique du sud.

En Australie, le cancer est la maladie qui, après la tuberculose et l'entérite, fait le plus de victimes.

Dans l'Amérique du Nord, il est surtout fréquent dans les grandes villes ; il est rare dans les régions septentrionales, au Brésil et dans les autres contrées de l'Amérique du sud.

Il serait intéressant de chercher s'il n'existe pas un rapport entre la fréquence du cancer, les boissons qui servent à l'alimentation et la flore de ces diverses régions. Un exemple nous suffira. M. le Dantec, de Bordeaux, nous disait, en effet, que le sarcome, inconnu sur les rivages dénudés de l'Afrique équatoriale est, au contraire, fréquent dans les forêts du centre.

Il y a là un champ immense d'investigations.

Influence des professions. — Nevvsholme est arrivé à ce résultat qu'au point de vue de la mortalité cancéreuse, l'homme occupé à une profession, donne 44 cas pour 1000, l'homme inoccupé 96.

Toujours d'après le même auteur, à Londres, la mortalité par cancer est :

Pour les épiciers, représentée par 34 ; le clergé, 35 ; les potiers, 35 ; les fermiers, 36 ; les mineurs, 36 ; les marchands de poissons, 42 ; les médecins, 43 ; les forgerons, 45 ; les pêcheurs 46 ; les ouvriers journaliers, 48 ; les drapiers, 49 ; les cordonniers. 50 ; les ouvriers des ports, 51 ; les marchands de tabac, 51 ; les plombiers, 53 ; les charbonniers, 56 ; les domestiques et cochers, 58 ; les couteliers, 58 ; les ouvriers gaziers, 59 ; les avocats, 60 : les marins de la marine marchande, 60 : les voyageurs de commerce, 63 ; les domestiques d'hôtel, 65 ; les brasseurs, 70 ; les aubergistes de Londres, 70 ; les ramoneurs, 156.

Nous appelons l'attention sur le chiffre vraiment incroyable de la mortalité des ramoneurs.

Nous en avons donné l'explication.

Statistique du cancer à Paris suivant le sexe et les divers organes. — Voici, relativement au sexe et à la localisation du cancer, les chiffres de la mortalité parisienne, dans un espace de treize années, de 1886 à 1898.

Les affections cancéreuses de la bouche ont fait périr 1,025 hommes et 219 femmes.

Le cancer de l'estomac et du foie a fait périr 7,311 hommes, 6,408 femmes. Le cancer des intestins et du rectum, 1,452 hommes et 1,923 femmes.

Le cancer des organes génitaux, 7,601 femmes.

Le cancer du sein, 52 hommes et 2,340 femmes.

Les affections cancéreuses de la peau, 141 hommes et 115 femmes.

Le cancer d'autres organes (indéterminés) 2,128 hommes et 1,969 femmes.

En résumé : dans cet espace de 13 ans, sont mortes du cancer 32,684 personnes, dont 21,109 hommes et 20,575 femmes.

La mortalité a donc fait constater 8,466 cancers de plus chez la femme que chez l'homme.

Ce sont les cancers du sein, des organes génitaux, de l'intestin et du rectum qui causent, chez la femme, cet excédent de mortalité. Le cancer des autres organes est, au contraire, plus fréquent chez l'homme que chez la femme.

Si l'on fait remonter la statistique à l'année 1880, la mortalité par cancer dans une période de 19 ans (de 1880 à 1898,) a été à Paris de 46,191, ce qui fait 2,441 décès par an, causés par cette affection. Sur ce chiffre, on compte 16,905 hommes et 29,286 femmes ; par conséquent, il a été déclaré 12,381 cancers de plus chez la femme que chez l'homme.

Statistique du cancer suivant l'âge. — D'après Paget, le cancer augmente de fréquence depuis l'enfance, jusqu'à la vieillesse. Assez commun dans les premières années, très rare de cinq à trente ans, il devient, au delà de cet âge, de plus en plus commun.

Sur 722 cas d'épitheliomes, Gallet et Deschamps ont relevé comme âge moyen, 65 ans pour les hommes, 45 ans pour la femme. On n'a signalé qu'un seul cas chez un enfant au-dessous de cinq ans.

Selon Lancereaux, la carcinose ne se montre jamais pendant la période d'accroissement de l'individu et les statistiques les plus récentes semblent lui donner raison.

D'une importante statistique de Boecker, il résulte que le cancer utérin se montre le plus souvent (40 0/0) au voisinage de l'âge de la ménopause, c'est-à-dire entre 41 et 50 ans. Une autre division indique les proportions suivantes : 62 0/0 à l'âge d'activité sexuelle, c'est-à-dire de 21 à 45 ans, 28 0/0, au moment de la ménopause et seulement 9 0/0 après cette époque.

D'après les tableaux de Newsholme, il y a, pour les hommes, maximum vers l'âge de 5 ans et un minimum vers 25 ans, un maximum à 55 ans, maximum qui se maintient avec une légère diminution progressive jusqu'à 75 ans et au-dessus.

Pour les femmes, le maximum s'établit dans les premiers mois de l'existence pour atteindre un maximum vers 30 ans, époque à partir de laquelle la mortalité s'élève régulièrement jusqu'à l'âge de 75 ans.

Dans les premiers âges, ce qui domine, c'est le sarcome et dans l'âge adulte le carcinome.

Chez l'enfant, le sarcome a une évolution plus rapide que chez l'adulte. La maladie, d'après Dupraz, dure de 4 à 7 mois chez l'enfant, et chez l'adulte et le vieillard, de 2 mois à 9 ans, en moyenne, de 2 à 4 ans.

Thompson attribue à cette rapidité d'évolution du cancer dans l'enfance, le fait de la rareté de la diffusion des néoplasmes dans ce cas.

CHAPITRE V

PROPHYLAXIE

La mortalité par le cancer paraît suivre une marche ascendante dans les différents pays.

Les statistiques dressées il y a deux ans, par Roger Williams pour l'Angleterre et qui s'étendent de 1840 à 1896, sont suffisamment éloquentes à ce sujet. En 1840, en effet, sur 1 million d'habitants, 177 mouraient de cancers; en 1896 il en meurt 764. En 1840, on trouvait un cancéreux sur 5,646 habitants; en 1890 on trouve déjà un cancéreux sur 1,306. En 1896 on compte un cas de mort déjà par cancer sur 22 morts. Quant à l'âge et au sexe, on trouve qu'à l'âge de 35 ans, il meurt du cancer un homme sur 14 et une femme sur 9 ; mais les statistiques montrent, dans les dernières années, un accroissement notable du cancer pour le sexe masculin.

M. Reiche, dans sa statistique pour la ville de Hambourg, montre une augmentation identique des cas de cancer. Le nombre de morts par le cancer a triplé entre 1872 et 1898, tandis que le nombre des habitants de la ville, pendant cet espace de temps, a seulement doublé (de 346, 210 habitants à 727,860 habitants). Park, de New-York, donne aussi son enquête sur la fréquence et la nature du cancer et établit que le taux de la mortalité est en croissance, non seulement à New-York, mais dans toutes les parties du monde. Il ajoute que les tables montrent un progrès constant de la mortalité, non seulement pour chaque année, mais chaque mois, et que si l'accroissement continue, le cancer en 1909, fera mourir à New-York autant d'individus que la variole, la fièvre typhoïde et la phtisie réunies.

Quelle que soit la part d'exagération contenue dans ce calcul, il apparaît que des mesures prophylactiques basées sur des faits précis, ne seraient pas aujourd'hui superflues.

Nous croyons pouvoir dès maintenant donner quelques indications à ce sujet.

Etablissons en premier lieu que, le germe du cancer étant expérimentalement transmissible, cette affection doit être mise au nombre des maladies contagieuses à déclaration obligatoire.

D'un autre côté, ce germe étant, ainsi que nous l'avons démontré, très résistant, il faut s'efforcer de le combattre à sa source même et le neutraliser dans tout ce qui est en contact direct avec le malade.

Les dangers de contamination varient suivant les diverses localisations et manifestations du cancer. Ce qui est dangereux et doit être surveillé dans les cancers du tube digestif, ce sont les vomissements et les selles, dans le cancer du foie les selles et les épistaxis, dans le cancer du poumon, du larynx, de la langue, les crachats, dans le cancer de la vessie, l'urine, dans les cancers de l'utérus, les métrorrhagies, et dans les cancers du sein, de la peau, etc., les sécrétions des plaies.

Les mesures de défense doivent s'adapter à tous les cas particuliers. Déjections, crachats, urine, sang, doivent être reçus dans un vase et mélangés à une solution phéniquée forte, les vases lavés à l'eau bouillante additionnée d'un antiseptique, les fosses d'aisances désinfectées avec le lait de chaux.

Les objets de pansement ne doivent pas être lavés au blanchissage, mais être détruits par le feu aussitôt après avoir servi.

Le linge des cancéreux ne doit être mêlé au linge ordinaire, qu'après avoir été plongé au moment même où le malade vient de le quitter, dans une solution de sublimé ou dans une émulsion de crésol à 1 p. 100 pendant 12 à 48 heures.

Il est de la plus haute importance d'éviter (ce qui se fait dans beaucoup de localités) que dans le blanchissage du linge, en général, l'eau de l'essengeage serve ensuite au rinçage. Il y a là une cause puissante de contamination. Parmi les objets de toilette, brosses, etc., appartenant aux cancéreux, ceux qui supportent la chaleur, seront désinfectés par une immersion d'une demi-heure dans l'eau bouillante contenant un antiseptique, les autres plongés pendant deux heures, dans une solution tiède de sublimé à 3 p. 100.

Les objets qui servent aux cancéreux, la vaisselle, les verres, couverts, surtout dans le cancer de la langue et des lèvres, ne serviront qu'à eux seuls et seront entourés de soins particuliers de propreté et de désinfection.

La vermine, les punaises surtout qui vivent dans le bois, pouvant être des agents propagateurs des spores cancéreuses, il est nécessaire de veiller à une propreté minutieuse des appartements. Les locaux occupés par les malades, les meubles seront désinfectés, au moyen de pulvérisations de sublimé.

Les personnes en contact avec le malade prendront des bains de sublimé fréquents et se laveront souvent tout le corps avec du savon au sublimé.

Aussitôt le cancer dépisté, exiger des conjoints qu'ils fassent immédiatement lit à part.

Les vêtements ayant appartenu à un cancéreux doivent être désinfectés à 115° dans l'étuve à vapeur sous pression *et mieux brûlés;* ce n'est pas un cadeau à faire.

Il en est de même de la literie qui est le vêtement de nuit.

Lorsque les nécessités de la vie empêchent de prendre ces mesures radicales et que l'on n'a pas à sa disposition une étuve sous pression, l'on peut désinfecter les objets de laine et les vêtements en les tenant immergés pendant une demi-heure dans l'eau bouillante additionnée d'un antiseptique ou une heure dans l'eau bouillante seule.

Il serait de la plus haute importance d'exiger régulièrement la désinfection des appartements dans lesquels on entre. L'exemple des maisons à cancer et ce que nous savons sur la résistance du germe, devraient en faire une loi absolue. Les revêtements des surfaces habitées, les boiseries, les parquets notamment, méritent une attention spéciale. Il se fait, en effet. une accumulation de poussières et de germes dans les fissures, les maljoints. Or nous savons que le parasite se développe bien sur le bois humide et garde pendant longtemps sa vitalité sur le bois desséché.

Il est probable que dans une époque plus ou moins éloignée, on arrivera à la déclaration obligatoire des cas de cancer dans les hôtels, les maisons de santé, les prisons, les asiles, les maisons particulières. Cette déclaration et la désinfection des locaux occupés par les cancéreux, seraient d'excellents moyens prophylactiques si la mesure était générale et si l'on obligeait, comme l'a demandé au sujet de la tuberculose M. Ausset (de Lille), au Congrès de Naples, si l'on obligeait le propriétaire de chaque maison à mettre à la disposition des futurs locataires le *casier sanitaire* de son immeuble sur lequel seraient inscrites, et les maladies contagieuses qui y ont été constatées et les opérations de désinfection auxquelles celles-ci ont donné lieu.

Quel est le régime qui convient aux candidats au cancer? On

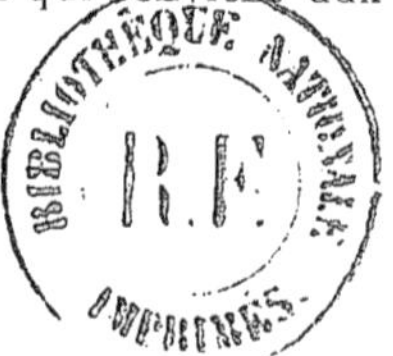

n'en sait absolument rien. Quelques médecins ont prétendu que le régime carnivore prédispose à cette affection.

Boyer Wilhams, par exemple, attribue la fréquence du cancer à la consommation exagérée de viande qui caractérise notre époque — chaque Anglais consomme en effet, 126 livres de viande par an — et il n'hésite pas à formuler ce paradoxe ; « qu'une haute mortalité cancéreuse est l'indice de bonnes conditions sanitaires ».

Qu'y a-t-il de vrai dans ces conclusions?

L'alimentation carnée dispose-t-elle vraiment au cancer ? Elle ne pourrait le faire dans tous les cas, qu'en rendant le terrain propice au développement du germe. D'autres observations d'ailleurs, tendent à infirmer cette théorie. C'est ainsi que le Dr Hendley (de Jeyssore), dit avoir observé 61 cas de cancer chez des Indiens végétariens purs.

Bref, si l'on est à peu près d'accord sur le régime qu'il convient de faire suivre aux tuberculeux, les opinions les plus contradictoires règnent au sujet de l'alimentation favorable aux cancéreux. Nous pouvons même dire qu'elle est livrée aux caprices du malade.

Nos recherches en démontrant l'action exercée par l'acide urique sur les cultures du parasite, feront sans doute avancer la question et, dès maintenant, il apparaît qu'un même régime convient à la diathèse urique et au cancer. La mycologie sanctionne ce qu'avait indiqué la clinique.

Nous allons plus loin, et nous nous demandons si, étant données les grandes quantités d'eau qu'exigent les champignons pour se développer, il ne serait pas indiqué d'expérimenter la *diète sèche* qui consiste, comme son nom l'indique, dans la diminution des éléments liquides ?

Nous soumettons cette idée à nos confrères.

Il serait intéressant de faire quelques essais.

Nous avons vu ces derniers temps quelques chirurgiens recommander à leurs malades cancéreuses de ne pas sortir par les temps humides.

Ces médecins ont dû observer très vraisemblablement une exacerbation dans la marche du cancer concordant avec une grande humidité de l'air. Se passerait-il chez l'homme ce que l'on observe chez les plantes ? L'humidité de l'air en effet, ne détermine pas seulement la maturation des appareils fructifères et la germination des spores au dehors de la plante, elle semble encore avoir une grande influence sur le développement des champignons dans l'intérieur de la plante elle-même.

On nous objectera que les faits ne sont pas comparables, puisque le champignon, chez l'homme, se trouve, en quelque sorte, dans une étuve à température constante. Nous reconnaissons la valeur de l'argument, mais nous ferons, toutefois, observer que la température chez les cancéreux chroniques, avancés, est loin d'être constante, qu'elle est au-dessous de la normale et qu'elle semble impressionnée par les variations atmosphériques.

D'autres règles prophylactiques très efficaces viendront peut-être s'ajouter à bref délai. S'il était, en effet, démontré que le germe existe à l'état latent dans certains noevi et papillomes cutanés, congénitaux ou acquis, il est certain que l'ablation et la cautérisation systématiques de ces productions s'imposerait d'une façon absolue et allégeraient d'autant le tribu que nous payons à la redoutable mycose.

Nous avons donné la preuve expérimentale de l'infection par ingestion et nous sommes convaincu que c'est là un mode très fréquent de propagation du germe. Nous en prenons à témoin le nombre formidable et toujours croissant d'ulcères et de cancers de l'estomac, du foie et du tube digestif, car il ne faut pas oublier que sur un total de 32,684 décès par cancer, enregistrés à Paris, de 1886 à 1898, il y a, chiffre fantastique, *13,719 cancers de l'estomac et du foie !*

Le rôle joué par l'ingestion est donc considérable. Nous attirons tout particulièrement l'attention sur les boissons fermentées, notamment sur les cidres et poirés et nous conseillons de se méfier des cidres qui ne sont pas parfaitement limpides.

Et il ne s'agit pas ici de parenté entre le parasite que nous avons isolé du cancer humain et les Nectria des arbres, il s'agit d'un fait dûment constaté et facile à vérifier ; les spores mêmes de notre parasite se trouvent dans les moûts de cidres qui nous ont été envoyés.

Il y a donc là un danger réel et nous tenions à le signaler,

S'il est vrai, enfin, que le champignon du cancer humain, sous sa forme levure, doive, comme le pense M. Vuillemin et comme il est infiniment probable, être identifié au saccharomyces de Demme, le lait lui aussi exige une surveillance particulière, puisque cet organisme vit dans les fentes des seaux de bois qui reçoivent le lait et qu'il a été trouvé dans les selles diarrhéiques d'un enfant nourri de lait mal cuit.

On serait même en droit de se demander si l'allaitement ne favoriserait pas l'introduction du germe dans le sein de la nourrice et ne jouerait pas un rôle dans l'étiologie des cancers du sein. Cela expliquerait l'action si souvent incriminée d'un allaitement prolongé dans la pathogénie du cancer, l'enfant, à cette époque, étant au régime mixte et prenant le sein, la bouche encore imprégnée d'un lait de provenance étrangère et peut-être contaminé.

Dans ce cas, la prophylaxie exigerait pour le cancer comme pour la tuberculose, la stérilisation du lait.

CHAPITRE VI

TRAITEMENT DU CANCER.

Nous ne parlerons ici ni des traitements empiriques, ni du traitement par les caustiques thermiques, galvaniques, chimiques, ni du traitement chirurgical qui, lorsqu'il sera secondé par un vaccin, restera très probablement le meilleur moyen de débarrasser l'économie d'un néoplasme.

Nous nous bornerons à passer en revue les essais sérothérapiques de MM. Richet et Héricourt, puis, nous exposerons l'état actuel de nos recherches au point de vue thérapeutique.

Sérum de RICHET.

Le 29 avril 1895, MM. Richet et Héricourt, annonçaient leurs premiers essais de sérothérapie anticancéreuse. On sait quelle était la technique employée. Les tumeurs cancéreuses non ulcérées étaient broyées, puis additionnées d'un peu d'eau. Le liquide filtré sur toile métallique était injecté dans les veines des animaux et six, sept ou douze jours après, on prenait le sang de ces animaux pour en recueillir le sérum, lequel servait aux injections.

Une seconde note fut communiquée à l'Académie des Sciences le 21 octobre suivant, dans le but de montrer les effets de la sérothérapie d'après une nouvelle série d'une cinquantaine d'observations.

Les résultats étaient ainsi consignés :

A) Les douleurs diminuent.

B) Les ulcérations s'améliorent.

C) Les tumeurs diminuent de volume.
D) L'évolution de la maladie est retardée.
E) L'état général s'améliore.

Les auteurs apportaient à ces conclusions de nombreuses restrictions. Ils faisaient remarquer que ces phénomènes sont variables en intensité et qu'il est des cas où aucune amélioration ni générale ni locale n'a été notée.

D'ailleurs, *l'amélioration ne va pas jusqu'à la guérison*, car l'accoutumance au sérum s'établit. L'état général et local, au lieu de poursuivre son amélioration, reste stationnaire, puis finit par revenir au point de départ. De nouveaux foyers cancéreux se produisent au niveau des anciens foyers.

MM. Richet et Héricourt concluaient, en somme, que « *si le traitement sérothérapique n'est pas encore apte à guérir radicalement les néoplasmes, il les améliore du moins rapidement, et à un degré tel, qu'aucun traitement connu n'est capable, à beaucoup près, de produire des effets, qui se rapprochent autant de la guérison complète* ».

Le sérum de Richet a été principalement expérimenté par MM. Boureau, Arloing et Courmont, Barette, Brunner. Ce dernier a tiré de ses observations les conclusions suivantes qui nous semblent résumer très nettement la question :

1° *Le sérum bien préparé ne provoque (à la dose de 5 à 10 cc.) aucun trouble local ni général;*

2° *Il ne paraît avoir aucune influence sur le taux de l'hémoglobine ni sur les hématies.*

3° *Tous les phénomènes subjectifs provoqués par la tumeur, sont très bien influencés par les injections de sérum et, à ce point de vue, le sérum donne de meilleurs résultats que tous les autres palliatifs* ;

4° *La surface des néoplasies ulcérées se déterge et les hémorragies diminuent pendant les injections* ;

5° *Le sérum n'agit que pendant 2 à 5 jours* ; *et, à défaut d'une nouvelle injection, il y a retour de tous les troubles* ;

6° *Le sérum ne semble avoir aucune influence sur l'état de la tumeur.*

Malgré ces *desiderata*, la tentative très originale de MM. Richet et Héricourt, constitue bien la première étape du traitement spécifique du cancer, car, c'est incontestablement d'un produit spécifique qu'il s'agissait, puisqu'en injectant la pulpe néoplasique aux animaux, on injectait une véritable culture.

Des indications que doit remplir un traitement rationnel de la cancérose.

Dans le traitement de la cancérose, trois cas doivent être envisagés :

1° Le champignon est présent dans l'économie sous forme de globules et de spores dormantes ; il n'y a pas de formation mycélienne ;

2° Le parasite existe à l'état conidien et a développé un stroma mycélien ;

3° Il est arrivé à former des fruits ascophores et à déterminer une infection générale.

A chacun de ces cas particuliers qui ne sont que les stades évolutifs d'un même processus et peuvent coexister chez le même malade, correspondent des indications spéciales que nous résumerons ainsi :

Dans le premier cas, lorsque le parasite se trouve dans l'organisme à l'état de globules levuriformes, comme il arrive dans les leucoplasies, comme on est en droit de le soupçonner après les ablations chirurgicales, le but à atteindre est de détruire ces spores en provoquant la phagocytose ou tout au moins d'empêcher leur germination. L'étude des conditions et des agents favorisant cette germination dans les cultures, apportera un appui précieux au traitement.

Lorsque, dans le second cas, le stroma mycélien est formé, lorsque le parasite existe à l'état conidien, comme dans le fibro-myome, il faut extirper le néoplasme ou s'efforcer de rendre stériles les filaments mycéliens dont il se compose et d'empêcher la formation d'organes reproducteurs.

Lorsqu'enfin, dans la troisième hypothèse qu'il nous reste à examiner, les fruits ascophores, les périthèces sont formés, comme dans l'épithéliome, par exemple, provoquer la phagocytose ne suffit plus, il faut enlever la tumeur ou provoquer sa dégénérescence.

Cette dégénérescence peut, d'ailleurs, se produire naturellement, car il existe pour la cancérose comme pour la tuberculose des processus à la fois dégénératifs et curatifs. Ces processus sont pour les tumeurs, la lignification et la gélification.

C'est en se lignifiant et en s'imprégnant de matière incrustante que les fibromes atteignent la dureté d'une pierre ; c'est par la gélification qu'ils arrivent à se fondre et à s'éliminer. Ce sont deux modes de guérison.

La gélification s'observe fréquemment dans les myceliums qui se développent à l'intérieur des végétaux. Il arrive que l'on n'en trouve plus trace, alors que de nombreuses perforations dans les cloisons cellulaires attestent l'existence des filaments. Ils se sont détruits sous l'influence dissolvante du champignon lui-même.

Ce serait une erreur de croire que ces processus curatifs ne s'observent pas dans les tumeurs malignes. Sans doute, les périthèces qu'elles renferment, sont, avec leur épaisse coque mycélienne, autant de petites citadelles dans lesquelles les spores sont à l'abri des actions germicides naturelles et provoquées, et la défense de l'économie est d'autant plus malaisée que ces néoplasmes sont peu ou pas vascularisés et qu'il n'est guère possible de compter sur la circulation comme véhicule d'un agent curateur naturel ou artificiel. Les tumeurs malignes ne sont cependant pas à l'abri des dégénérescences curatrices. Ce fait ressort de l'interprétation nouvelle que nous avons donnée de quelques tumeurs.

Nous avons, en effet, avancé et on ne tardera pas à reconnaître le bien fondé de cette assertion, que la tumeur la plus maligne, l'épithéliome peut subir les deux sortes de dégénérescences dont nous avons parlé. Nous avons vu qu'il peut être arrêté dans son évolution par l'acculumation de matière grasse dans les asques de ses périthèces et rester ainsi à l'état d'adénome, tumeur bénigne. Nous avons vu que la gélification peut entraîner la formation de kystes dont le contenu peut s'éliminer. Nous avons vu enfin que l'épithéliome, peut être arrêté dans son évolution par dégénérescence ligneuse et constituer ce que l'on nomme un chondrome. Certes, ces dégénérescences restent souvent partielles, mais, enfin elles existent.

C'est donc, en somme, à supprimer les germes isolés et à provoquer l'une ou l'autre de ces dégénérescences naturelles des mycomes une fois formés que doit tendre le traitement.

Maintenant que nous avons exposé le but à atteindre, nous allons exposer les moyens jusqu'alors employés pour y parvenir. Nous distinguerons deux médications; la médication par les produits solubles du *Nectria ditissima*, par la Nectrianine, et la médication par les produits solubles du champignon même des tumeurs humaines, c'est-à-dire par le vaccin spécifique du cancer.

La Nectrianine

La Nectrianine est l'ensemble des produits solubles atténués du *Nectria ditissima*, parasite du chancre ou cancer des arbres.

Lorsqu'à la suite des observations de Fiessinger sur la fréquence du cancer au voisinage des forêts et des vergers peuplés d'arbres chancreux, nous avons été amené à cultiver ce Nectria, nous avons pensé qu'il pouvait être intéressant d'étudier l'action thérapeutique des produits solubles de ce champignon qui forme sur les végétaux des tumeurs si semblables d'aspect aux tumeurs malignes des vertébrés.

Le procédé d'extraction de la Nectrianine que nous avons employé avec H. Chaussé, a été le suivant: des cultures de deux mois dans le bouillon de raisin sont évaporées en totalité au bain-marie jusqu'à réduction au tiers de leur volume. Elles sont filtrées sur papier, puis sur porcelaine. Le liquide obtenu est ensuite porté à l'autoclave à 120 degrés. On est ainsi assuré que toutes les spores sont bien tuées par cette stérilisation. La Nectrianine se présente sous la forme d'un liquide limpide de couleur jaune brun. Injectée par voie sous-cutanée à des animaux sains, à la dose répétée plusieurs fois par semaine de 5 cmc., elle ne détermine généralement aucun phénomène appréciable, aucune perte de poids. Chez les animaux et l'homme porteurs de tumeurs cancéreuses, elle élève, au contraire, au bout de deux, trois ou quatre heures la température de 1 à 2 degrés. A dose très élevée, cette hyperthermie s'accompagne de frissons, de sensation de froid, d'accélération du pouls et des battements cardiaques, de soif, de céphalée.

La crise se termine au bout de quelques heures par des sueurs, de la polyurie, un profond sommeil.

M. Mongour, et son interne M. Gentès, ont étudié la Nectrianine au point de vue clinique.

Leurs observations qui ont fait l'objet d'une communication à la Société de Médecine et de Chirurgie de Bordeaux dans la séance du 5 janvier 1900, se répartissent de la manière suivante: quatorze malades atteintes de carcinome utérin, un malade atteint d'épithélioma de la face, un cancer de l'estomac.

Carcinomes utérins. — Toutes les malades de ce groupe étaient absolument inopérables; comme troubles physiques, elles présentaient, sans exception, des hémorragies abondantes et les pertes caractéristiques de l'affection. Les douleurs, extrêmement violentes, telles que dans la plupart des cas, la morphine à haute dose n'arrivait pas à les calmer, constituaient le symptôme fonctionnel essentiel. Chez quatre d'entre elles, l'état général n'était pas trop délabré ; on ne notait qu'une légère anémie ; toutes les autres étaient en pleine cachexie, avec amaigrissement, œdème, etc.

Les premiers essais thérapeutiques ont été suivis sans exception chez tous les sujets de la disparition des métrorragies ; de temps en temps apparaissait une coloration plus ou moins rougeâtre du liquide d'injection vaginale, parfois même quelques caillots ; mais ces hémorragies n'avaient rien de comparable à celles du début dont la persistance et l'intensité compromettaient à tout instant l'existence de ces malades, et qui, chez trois d'entre elles, avaient nécessité des tamponnements en permanence.

De son côté, Bra obtenait, dans un cas de fibrome utérin, une disparition absolue des métrorragies par le même traitement.

La même influence favorable a été obtenue pour les pertes fétides ; après la quatrième injection, généralement, elles n'existaient plus, et la disparition de ce symptôme constituait pour l'état moral de ces malades un véritable soulagement.

Quant aux douleurs, elles ont été calmées avec une rapidité extrême, et la première malade, chez qui fut entrepris le traitement, pouvait huit jours après supprimer l'usage de la morphine qu'elle prenait à la dose de 10 à 15 centigrammes par vingt-quatre heures. Or, nous savons combien sont peu efficaces, contre les douleurs lombaires notamment, les injections de morphine données à ces cancéreuses, quelle que soit l'habileté avec laquelle on les morphinise ; à un moment donné, quelle que soit la dose injectée d'emblée ou en plusieurs fois, on n'arrive pas à obtenir une sédation de la douleur.

Mais ces résultats localement si favorables n'ont amené chez aucune malade une amélioration de l'état général. Celles qui avaient suivi le traitement en pleine cachexie ont continué à s'amaigrir, à perdre leurs forces ; l'appétit n'a pas reparu, et finalement la mort est arrivée comme conséquence de l'intoxication générale. Chez les autres, pendant toute la durée du traitement, la situation générale s'est maintenue à peu près telle qu'au début, cependant avec une diminution de poids lente, mais continue. Cinq d'entre elles s'étaient trouvées tellement améliorées qu'elles ont pu reprendre pendant quelque temps leurs occupations domestiques ; mais un mois après, elles revenaient à l'hôpital pour chercher de nouveau le bénéfice du traitement. M. Mongour fait remarquer, en effet, que l'amélioration acquise par les injections de la nectrianine ne persiste qu'à la condition de poursuivre le traitement sans intermittences : la cessation des injections est généralement suivie après quelques jours d'une réapparition des douleurs, des pertes hémorragiques et sanieuses, peut-être même avec aggravation. Aussi, conseille-t-il aux médecins désireux de poursuivre ces recherches de prévenir les malades qu'il vaut mieux pour elles ne pas commencer le traitement si elles doivent l'abandonner avant l'heure. Il ajoute cependant que chaque reprise de la thérapeutique a toujours été suivie d'une amélioration ; somme toute, les suspensions de traitement ont été pour lui un excellent moyen de contrôler la méthode.

Il devenait dès lors intéressant de se rendre compte des modifications que les injections de nectrianine apportent au niveau de la tumeur. Chez tous ces malades M. Mougour a constaté un véritable arrêt dans l'évolution du néoplasme, un changement de consistance de la tumeur qui, de fongueuse, friable, devenait dure, parfois même presque ligneuse ; une tendance très nette dans certains cas à l'épidermisation des surfaces saignantes et à la disparition des anfractuosités ; mais, dans aucuns cas, il n'a pu observer de régression vraie de la tumeur.

Ces modifications locales ont été surtout faciles à étudier chez un malade atteint d'épithélioma de la face et qui a été présenté à la Société d'Anatomie de Bordeaux par M. Gentès, le 24 juillet 1899. Il s'agit d'un homme de soixante-cinq ans, porteur d'une tumeur cancéreuse au niveau de la région orbitaire externe droite, tumeur adhérente aux os, inopérable et recouvrant en partie l'œil du même côté. Les injections furent commencées le 18 mai et continuées à la dose de 4 centimètres cubes pendant quinze jours. Le malade voyait chaque jour son état général s'aggraver du fait d'hémorragies abondantes et continues ; la surface extérieure de ce néoplasme, du volume d'un œuf de poule, était bourgeonnante et creusée d'anfractuosités, recouverte d'une sanie fétide.

Le premier résultat des injections fut d'amener une disparition à peu près complète des hémorragies ; le suintement ichoreux devint insignifiant et l'on constata une épidermisation absolument nette, surtout au niveau des parties latérales de la tumeur qui, prenant une forme régulièrement arrondie, ne présentait plus d'anfractuosités. Il y eut même une régression évidente, dont le malade put se rendre un compte exact. Au début, en effet, cette tumeur recouvrait en totalité le globe oculaire, à tel point que la vision était nulle; après les premières injections, il commença à percevoir la lumière, grâce à l'écartement possible des paupières

Pendant une quinzaine de jours, la Nectrianine fit défaut; la tumeur prit alors un accroissement rapide, les hémorragies se répétèrent avec l'intensité du début, des anfractuosités se creusèrent à nouveau, et l'on peut dire sans exagération que non seulement on avait perdu le terrain gagné, mais qu'une aggravation très nette s'était produite. La toxinothérapie fut reprise, et sous cette influence les hémorragies s'arrètèrent, l'épidermisation se fit à nouveau, la sanie ichoreuse fut tarie; mais on n'observa plus la régression à l'origine si manifeste, et le malade trouvant son amélioration insuffisante quitta l'hôpital. Ces modifications sont en tous points semblables à celles qu'ont présentées les malades atteintes de cancer utérin.

Cancers de l'estomac. — Deux malades ont été traitées; toutes les deux présentaient un néoplasme diffus, facilement perceptible sous les téguments de l'abdomen, et qui s'était manifesté d'emblée pour ainsi dire, par d'énormes hématémèses avec syncope; les troubles digestifs consistaient en inappétence et dégoût surtout prononcé pour les viandes et les graisses.

Chez ces deux malades, le traitement mycothérapique a été suivi régulièrement pendant plus de deux mois. Il n'y a pas eu reproduction d'hématémèse; l'appétit s'est relevé, la tumeur épigastrique a nettement diminué de volume, les malades ont pu reprendre leurs occupations, mais l'on n'a pas constaté d'augmentation de poids; chez l'une d'entre elles, le poids est resté stationnaire; chez l'autre, on a observé une diminution de 500 grammes.

Actuellement, et en présence de cette situation plutôt favorable, les malades ont demandé la suspension du traitement.

Quelles conclusions peut-on tirer de ces faits? En se tenant avec rigueur aux modifications présentées dans l'état local, M. Mongour croit pouvoir dire avec certitude que le traitement par la nectrianine a produit une amélioration évidente dans l'état local de ses malades: arrêt ou diminution des hémorragies, suppression des pertes fétides, parfois tendance à l'épidermisation du du néoplasme, voire même, temps d'arrêt très net dans son évolution. Si, à côté de ces modifications tangibles, on rapproche les aggravations constantes après la suppression du traitement, l'amélioration qui suit régulièrement la reprise des injections, on est peut-être en droit de considérer cette mycothérapie nouvelle comme douée d'une certaine efficacité.

M. Mongour termine ainsi sa communication :

« Certes, nous ne pouvons pas dire que la nectrianine constitue le remède spécifique du cancer, puisque chez aucun de nos malades l'état général ne s'est relevé ; plusieurs d'entre eux ont succombé à la cachexie ; chez les autres, l'amélioration ou plus exactement l'état stationnaire est de date encore trop récente.

» Il reste néanmoins acquis que la mycothérapie a heureusement influencé l'état local ; c'est un résultat bien appréciable quand on songe à la situation lamentable des cancéreux, torturés par les douleurs que la morphine ne soulage plus, qui deviennent si rapidement, par suite des pertes sanieuses intarissables, un objet de dégoût pour eux-mêmes et pour leurs semblables.

« Et puisque cette thérapeutique est sans danger pour le malade, nous croyons qu'il serait légitime d'en poursuivre l'application sans lui faire perdre pour cela le bénéfice des opérations chirurgicales auxquelles on croit pouvoir recourir ; ces deux thérapeutiques peuvent parfaitement marcher de pair. Les faits que nous rapportons sont tout au moins un encouragement à poursuivre le traitement pathogénique des affections cancéreuses. »

La Nectrianine constitue donc un agent thérapeutique inoffensif, donnant dans le traitement du cancer des résultats palliatifs que les médications employées jusqu'à ce jour étaient impuissantes à fournir, mais insuffisant au point de vue curatif.

Le vaccin du cancer.

Lorsqu'en 1895, nous préparions un sérum anticancéreux, d'après la technique proposée par MM. Richet et Héricourt, nous avions fait quelques remarques intéressantes.

Nous avions observé que le sérum donnait des effets d'autant plus appréciables que la prise de sang était plus voisine de l'injection intra-veineuse des pulpes néoplasiques. Il était donc à penser que le sérum agissait plus par les toxines fabriquées par les agents pathogènes de l'infection en cours que par les principes anti-toxiques engendrés par l'organisme, sous l'influence des germes ou des produits vaccinants. Il est d'ailleurs facile de le démontrer. Si, en effet, après avoir trituré dans la solution physiologique de sel marin, des nodules néoplasiques non ulcérés, l'on passe à travers la bougie la partie liquide du magma de trituration et qu'on la porte ensuite à l'autoclave à 120°, l'on obtient avec ce produit des effets plus nets qu'avec le sérum lui-même, effets de même ordre, d'ailleurs. Depuis que nous possédons des cultures du parasite du cancer, nous avons pu, d'autre part, nous assurer expérimentalement que ce liquide de trituration atténué ainsi par la chaleur, possède contre l'infection un pouvoir immunisant plus considérable que le sérum obtenu sur les lapins et sur les ânes soit par les procédés de Richet, soit par l'inoculation à doses progressivement croissantes des cultures du parasite.

Un sérum préparé à l'aide de cultures vivantes n'est, d'ailleurs, pas sans présenter quelques dangers, les cellules du champignon persistant un temps très long dans l'économie. Nous avons vu, en effet, que M. le Professeur Vuillemin avait retrouvé des globules du champignon dans le sang du cœur d'un lapin inoculé six mois auparavant et ne présentant aucune lésion.

Nous ferons remarquer que dans notre premier travail (*Presse Médicale*, 22 février 1899), nous avions déjà parlé de vaccination : « Il peut arriver, disions-nous, que des lapins soumis préalablement à l'injection sous-cutanée de doses infinitésimales et croissantes de cultures résistent à l'injection intra-veineuse de doses massives. Il paraît se faire là une sorte de vaccination. »

Dans une autre communication, (*Comptes rendus Acad. des Sc.*, 18 juillet 1899), nous parlions d'autre part, « des effets produits sur les cancéreux par la toxine atténuée du champignon humain : polyurie, légère diarrhée, diminution des douleurs, tendance des plaies à la cicatrisation, atténuation des troubles fonctionnels, etc. »

Nous avions donc pris date, pour l'action vaccinale et pour l'action curative, et l'on ne saurait contester cette priorité, mais nous ne nous croyions pas autorisé à parler plus longuement de vaccin spécifique, tant que la spécificité même du parasite isolé par nous, ne serait pas généralement reconnue. Aujourd'hui que les cultures s'obtiennent dans divers laboratoires, nous n'avons plus les mêmes raisons de nous abstenir et nous pouvons sortir de la réserve que nous nous étions imposée.

Le procédé d'extraction du vaccin est le même que celui dont nous nous sommes servi pour préparer la Nectrianine : des cultures d'un mois du parasite sous sa forme globuleuse, le vuriforme, sont évaporées en totalité au bain-marie, jusqu'à réduction au tiers de leur volume. Elles sont filtrées sur papier, puis sur porcelaine. Le liquide obtenu est ensuite porté à l'autoclave à 120° pendant un quart d'heure. Il est superflu de dire que les ensemencements de ce liquide sur les différents milieux restent stériles.

Le vaccin est donc l'ensemble des produits solubles, atténués par la chaleur, du parasite du cancer humain.

Ce vaccin se présente sous la forme d'un liquide d'un jaune doré, très limpide, d'une odeur non désagréable.

Un commencement d'analyse chimique de ce liquide a été fait au laboratoire du Pr Pouchet, par M. Chevalier.

Composition chimique. — Cette analyse a porté sur le bouillon de culture et sur les corps du champignon.

Les *bouillons de culture* employés étaient les bouillons de mamelle passés à travers la bougie Chamberland. Traités par le sulfate d'ammoniaque, ils donnent un précipité volumineux floconneux, grisâtre, par addition légère d'acide acétique.

En suivant la méthode de Gautier après essoration et lavage, au moyen d'une solution concentrée de sulfate d'ammoniaque, M. Chevalier a repris le précipité par de l'eau à 30°, puis traité par le sulfate de magnésie en poudre à saturation, il a ainsi retiré un globuline qui est mise à dialyser. La liqueur saturée de sulfate de magnésie donne par addition d'acide acétique, un second précipité qui est mis à dialyser.

Le bouillon de culture saturé par le sulfate d'ammoniaque est additionné d'alcool à 85° qui précipite la moyenne partie du sulfate, puis il est évaporé dans le vide jusqu'à consistance presque sirupeuse. La liqueur est additionnée de carbonate de soude, puis épuisée par l'éther sulfurique. Cet éther décanté est ensuite mis en contact avec une solution d'acide tartrique qui s'empare des bases alcaloïdiques à l'état de tartrates solubles. Cette solution tartrique est ensuite saturée exactement par le carbonate de soude, et mise en contact avec de l'éther. Cet éther évaporé donne un précipité blanc jaunâtre amorphe qui se dissout dans quelques gouttes d'acide chlorydrique dilué. Cette solution évaporée dans le vide, laisse de fines aiguilles microscopiques blanchâtres, solubles dans l'eau en donnant une solution transparente faiblement teintée en jaune. Ce résidu était en trop petite quantité pour qu'on puisse en faire une analyse organique. Il donne avec l'azotate d'argent un *précipité* pulvérulent rouge brique foncé.

Avec le bichlorure de mercure, un *précipité grisâtre*.

Avec le réactif de Nessler, un *précipité brun*.

Avec l'acide picrique, un *précipité jaune*.

Avec le chlorure d'or, un *précipité jaune gris*, soluble à chaud.

A rapprocher ces réactions de celles de la *cancérine*, ptomaïne retirée par Griffiths, de l'urine des cancéreux. Cette ptomaïne est une substance blanche, formée d'aiguilles cristallines solubles dans l'eau et qui donne avec le nitrate d'argent un précipité rougeâtre et avec le chlorure de mercure, un précipité gris. On connaît son chloraurate et son chloroplatinate.

L'analyse des corps du champignon recueillis sur le filtre a été conduite par M. Chevalier, ainsi qu'il suit :

Ces corps sont mélangés avec du sable calciné et lavé de façon à former une bouillie pâteuse. Cette bouillie est triturée dans un mortier d'agate, puis mise en contact avec l'eau distillée pendant quelques heures.

Après filtration, on obtient une liqueur opalescente. Cette liqueur est traitée par l'alcool qui précipite d'abondants flacons blanchâtres qui sont centrifugés et précipités sur un petit filtre ; le précipité est redissout dans l'eau.

Cette substance paraît, selon l'auteur, être une albumose. Acidulée par l'acide acétique et additionnée de chlorure de sodium, elle donne à froid un précipité qui se solubilise par la chaleur, puis se reprécipite ensuite par refroidissement. Elle précipite par les acides phosphotungstique et phosphomolybdique, par l'acide picrique, l'iodure double de mercure et de potassium, en présence d'acide chlorhydrique.

La portion alcoolique est ensuite traitée par la méthode précédemment décrite, par l'éther et l'acide tartrique et donne un produit alcaloïdique en tous points semblable à celui isolé dans le bouillon de culture. M. Chevalier conclut à la présence d'albuminoïdes et d'un corps analogue aux ptomaïnes, mais, comme il le dit lui-même, cette étude doit être reprise en détail et dans des conditions plus précises. Au sujet de ces analyses, il ne faut pas, d'ailleurs, se montrer exigeant. La toxine diphtérique a été étudiée par Brieger et Fränkel, puis par Roux et Yersin, et aujourd'hui encore nous savons peu de chose sur son analyse centésimale.

Après les travaux de Koch, de Brieger, de Proskuear, Klebs, Hunter, Kuhn, Marrigliano, Ferran, que savons-nous de précis sur la composition chimique de la tuberculine ?

Action physiologique. — Nous disions, dans une note à l'Académie des Sciences (10 juillet 1899) que la culture du champignon filtrée sur porcelaine et chauffée, tue en injection intraveineuse, à raison de 30 à 35 gr. par kilogr.

Depuis que nos cultures se font dans un bouillon végétal, cette toxicité a diminué encore d'une manière très appréciable.

Aussi, comme nous l'a fait remarquer M. Armand Gautier, il est impossible d'appeler ce produit une toxine, si extensible que soit le terme. Le vaccin est donc inoffensif. Ce caractère rend assez difficile à analyser son action sur les animaux sains. Aussi préférons-nous ne pas parler de nos essais forcément incomplets, laissant ce soin à un physiologiste.

Nous nous bornerons à consigner les particularités les plus saillantes.

Le vaccin exerce une action diurétique très marquée chez les cancéreux. Dans la nuit qui suit l'injection, la quantité d'urine peut s'élever à deux litres et plus. Il arrive que cette polyurie persiste le lendemain et le surlendemain. Cette action très générale peut cependant manquer chez les cancéreux affaiblis et cachectiques. Il y a peut-être lieu, dans ce cas, de suspecter l'intégrité des fonctions rénales.

La diurèse est, comme les malades le constatent eux-mêmes, en raison directe de l'amélioration causée par le traitement.

L'action thermique exercée par le vaccin est très remarquable. Alors qu'injecté sous la peau des animaux sains, il ne détermine pas d'élévation thermique appréciable, *il élève la température chez les cancéreux de 1°, 2°, 2° 5.* Cette hyperthermie apparaît la première heure qui suit l'injection ou les heures suivantes.

Au début de nos recherches, alors que nous cultivions le parasite dans des milieux animaux, la température, dans quelques cas, atteignait 40° et cette hyperthermie nous engageait à être circonspect. Aujourd'hui que nous nous servons de bouillons de décoctions végétales, l'injection des produits solubles n'amène qu'une élévation de 1° 5, environ.

La réaction est donc insensible et incommode peu le malade. Elle peut manquer chez les individus très cachectiques.

Nous n'avons pas besoin d'insister sur la valeur de cette réaction spécifique au point de vue du diagnostic. Nous l'avions déjà signalée dans notre premier article.

Pouvoir vaccinal. — Des lapins reçoivent pendant 15 jours ou 3 semaines, tous les deux jours, une injection sous-cutanée de 3 cc. du vaccin. Au bout de ce temps, ces animaux résistent à l'injection intra-veineuse d'une culture qui tue les témoins en trois jours.

Le poids des vaccinés ne varie pas ou ne subit qu'une diminution légère et la température reste le plus souvent stationnaire. La température des témoins s'élève, au contraire, jusqu'à 41°, 41°5.

Lorsque d'un autre côté, l'on introduit dans les veines, en même temps que la culture, une égale quantité du vaccin, l'animal, le plus souvent, résiste.

Les faits sont donc concluants et de nature à apporter la conviction dans les esprits.

Comme pour la plupart des vaccins, il ne s'agit pas là d'une action directe, puisque le champignon se développe dans ses produits solubles, il s'agit d'actions indirectes dont une, au moins, est facilement constatable. Le vaccin détermine, en effet, une phagocytose intense des cellules jeunes du champignon.

Lorsqu'après les injections, l'on fait des prélèvements de sang aux environs immédiats des tumeurs cancéreuses, les leucocytes polynucléaires se présentent en grand nombre et sont totalement bourrés de spores. Si l'on applique un petit vésicatoire sur une tumeur cancéreuse proéminente et non ulcérée, la sérosité des phlyctènes renferme le plus souvent des globules du parasite de petites dimensions et l'ensemensement de ce liquide peut donner des cultures. Or, si l'on injecte aux environs une certaine quantité de vaccin, la phlyctène se remplit d'une grande quantité de leucocytes qui, au bout de 24 heures ont englobé les cellules du champignon.

Ce mode de défense qui ne s'adresse qu'aux éléments jeunes du parasite est évidemment insuffisant pour amener la régression vraie d'une tumeur anciennement formée. Pour aboutir, il faut provoquer la formation de composés germicides qui produisent la dégénérescence des éléments adultes et du mycélium.

Quoi qu'il en soit, les expériences sur lesquelles repose la démonstration du pouvoir immunisant du vaccin, ont été répétées un grand nombre de fois et ont donné, à part chez deux sujets, le même résultat,

Les observations cliniques demandent à être multipliées. Nous avons pris des malades chez lesquels la récidive avait eu lieu deux à trois mois après l'opération et nous les avons soumis aussitôt après la seconde ablation *totale* aux injections, à raison de deux ou trois fois par semaine. Depuis 8 à 15 mois que nous les observons, il ne se forme aucune nouvelle production néoplasique.

Ces données sont évidemment très insuffisantes pour nous éclairer sur la constance et la durée de l'immunité.

Une longue durée des observations est indispensable.

Nous basant surtout sur les faits expérimentaux, nous concluons qu'on peut avoir confiance dans l'efficacité préventive du vaccin et que les chirurgiens auraient tort de se priver de cette ressource, d'autant plus que le vaccin est inoffensif, ne provoque, contrairement aux sérums, ni lymphangite, ni urticaire et ne saurait causer d'autre accident qu'un léger mouvement fébrile. Nous nous proposons d'ailleurs, de soumettre nos résultats expérimentaux à la commission des sérums.

Propriétés curatives. — L'efficacité du vaccin comme moyen préventif est bien plus évidente que son efficacité thérapeutique, car il agit plus facilement sur les spores que sur le mycélium et les organes reproducteurs du parasite. Il n'en est pas moins vrai qu'il amène des atténuations très marquées dans le plus grand nombre des cas et que dans les premiers stades de l'affection, il peut permettre de guérir. Lorsque la cancérose s'est généralisée, que l'infection générale, la cachexie sont là, lorsqu'il existe notamment des altérations des reins, lorsqu'il y a des infections secondaires, le vaccin est impuissant.

Les effets du vaccin sont du même ordre que ceux observés avec la Nectrianine. Ils se rapprochent beaucoup de ceux que donnait le sérum de Richet, mais ils en diffèrent par une incomparable intensité.

Les douleurs diminuent ou se suppriment. — Il est rare que cette action ne soit pas observée. Elle ne manque que chez des malades très avancés, très cachectiques et soumis depuis longtemps à l'usage de la morphine. L'atténuation ou la suppression des douleurs s'obtient dans les premières heures qui suivent l'injection, quelquefois le lendemain seulement. Aussitôt après l'injection, il se fait dans la tumeur et dans les noyaux métastatiques un travail qui se manifeste par une sorte de fourmillement, de frémissement assez difficile à définir. Une malade s'exprimait ainsi à ce propos : « à la suite de l'inoculation, très peu de fièvre, le *travail* s'est opéré de la plaie à l'autre sein et à la glande sous le bras du côté du sein, et cela faisait navette d'une place à l'autre, mais pas de souffrance ». Cette sensation est probablement en rapport avec la phagocytose très intense qui se fait à la suite des injections et l'atténuation consécutive des douleurs est sans doute parallèle à la diminution du nombre des spores qui, par le mouvement brownien dont elles sont agitées, doivent jouer un rôle dans l'élément douleur.

L'odeur de l'ichor cancéreux disparaît. — C'est là un des effets les plus inattendus et les plus difficiles à expliquer du traitement. C'est aussi un des effets les plus souvent obtenus. Nous l'avons, pour notre part, toujours observé. Un sein entier peut être transformé en un énorme champignon cancéreux sans qu'il se dégage une odeur autre que celle qu'exhale la plaie la plus simple.

Les hémorragies cessent. — Qu'elles soient sous la dépendance de fibromes ou qu'elles soient occasionnées par le travail ulcératif d'un carcinome, les hémorragies cèdent au vaccin avec une remarquable rapidité. Et il ne s'agit pas là, d'une action temporaire comme celle que l'on observe dans l'application d'hémostatiques locaux, il s'agit d'une action plus générale qui paraît indiquer plus qu'une vaso-constriction, mais un temps d'arrêt dans la propagation de la néoplasie. Il est essentiel pendant le traitement de s'abstenir de toute cautérisation.

Les plaies s'améliorent. — Cette action doit être obvervée sur des plaies de peu d'étendue. Les plaies se détergent, les croûtes tombent, la sanie disparaît, la surface se dessèche et se recouvre d'une pellicule grisâtre délicate qui est le premier indice de la cicatrisation. Cette cicatrisation s'obtient au bout de plusieurs mois ; elle peut être complète.

Nous ne l'avons jusqu'à présent obtenue entière que sur des plaies ne dépassant pas 4 à 5 centimètres.

Les tumeurs diminuent de volume. — C'est la régression qui est le plus difficile à obtenir ; elle se produit, mais il est exceptionnel qu'elle soit complète. L'effet du vaccin, en effet, sur le mycélium, se borne à rendre grêles et stériles les filaments. L'on peut observer la cicatrisation de plaies cancéreuses et en même temps la persistance du stroma sous-jacent.

Les ganglions, sous l'action du vaccin, peuvent diminuer, disparaître ou persister indéfiniment alors même que l'ulcération de la tumeur primitive a disparu.

Nous tenons à donner ici l'observation de la première malade qui a été soumise aux injections du vaccin spécifique.

L'observation remonte à juillet 1897, c'est-à-dire à trois ans ; elle est due à l'obligeance de notre confrère le Dr Tapie, médecin de l'asile des cancéreuses de la rue de Lourmel, qui a consenti à faire la première injection.

Obs. — Mlle Philomène F., âgée de 47 ans, couturière, se présente à ma consultation, au Calvaire, au mois de juillet 1897.

La moitié supérieure du sein droit est envahie par une plaie de nature cancéreuse, dont les dimensions sont :

48 millimètres, dans le sens transversal
30 — — vertical ;
15 — en profondeur ;

Ganglion au creux de l'aisselle, gros comme une petite noix.

Deux petits noyaux sur le trajet de la plaie au creux axillaire.

Plaie suppurante sur une partie; membrane parcheminée noirâtre, derrière laquelle un petit amas de sanies fétides.

Historique. — Le début remonte à environ 3 ans (1894) ; en poussant son lit, elle se serait frappée au sein, et, quelque temps après, serait survenue une grosseur comme une noisette.

En juin 1896, la grosseur était comme une noix, presque indolore. A la consultation de Laënnec, on lui conseille une opération, qu'elle n'accepta pas.

Elle continua le traitement du pharmacien (teinture d'iode, cataplasmes, pommades, etc.).

La petite tumeur s'ulcérait en juillet 1896, et la plaie a augmenté petit à petit.

En juillet 1897, au moment ou je la vois pour la première fois, elle souffre beaucoup, dort très peu la nuit, a perdu tout appétit, ne pouvant plus travailler, elle vit très misérablement.

Elle vient se faire panser pendant 2 ou 3 mois, et, au mois de novembre 1897, je lui propose de lui faire des injections sous-cutanées, et je commence le traitement par les *injections sous-cutanées avec les produits solubles du champignon isolé des tumeurs cancéreuses humaines* par Bra.

Je commençai par une injection de trois centimètres cubes, 3 fois par semaine ; et au bout de 2 mois, comme l'aspect de la plaie se modifiait avantageusement, je me contentai de 2 injections par semaine ; un mois après, je n'en faisais qu'une seule.

Au mois de janvier 1898, la surface totale de la plaie était très restreinte et la suppuration presque nulle. Je ne fis que 2 piqûres par semaine, et dès la fin de février, une seule.

Une amélioration considérable s'était produite dès le mois de décembre 1897. La malade mangeait, dormait sans auxiliaire. reprenait ses forces, travaillait durement surtout aux approches du 1er janvier. La plaie avait complètement changé d'aspect.

Au mois d'avril, je manquai de liquides injectables. Un retour offensif se produisit ; la suppuration revenait. Au moi de mai et de juin, je refis des injections, et, à cette époque, elles ne me donnèrent pas les mêmes résultats que précédemment ; la préparation du liquide étant alors un peu suspecte, je suspendis toutes injections, pour en refaire quelques-unes au mois d'août, et je suspendis de nouveau pendant le mois de septembre, à cause de mon absence.

Le mois de septembre, les douleurs qui s'étaient calmées, reprirent une certaine intensité ; le 30 septembre notamment, elle éprouva des douleurs très vives au ganglion axillaire, et dans toute la région du sein ; elle attendait avec impatience la reprise du traitement. Ce qui eut lieu à mon retour, en octobre.

A partir d'octobre, les piqûres se firent régulièrement, à intervalles de 8 ou 15 jours, suivant l'indication. Au mois de novembre 1898, le ganglion axillaire s'était ouvert, avait suppuré, et n'a plus reparu. Et au mois de juin 1899, je notais : la plaie a bon aspect, un peu vide, jette très peu. Sur le milieu, il s'est formé une sorte de pellicule blanchâtre, sorte d'exsudat blanc consistant, adhérent,

Appétit bon, digestion se fait bien, sommeil peu troublé. La malade, couturière, a beaucoup fatigué toute la semaine, à cause du Grand Prix.

Le 29 juillet 1899, plus de douleur, plus de suppuration ; un peu de ouate fraîche pour tout pansement.

20 août 1899, cicatrisation parfaite. Le traitement est arrêté.

Du mois d'août 1899, au mois de mai 1900, il n'a été fait que 3 ou 4 injections et l'état de la malade n'a pas cessé d'être très satisfaisant.

Fin mai 1900, je constate un retour offensif. Deux petits points de la cicatrice donnent un léger suintement. Sur le trajet de la cicatrice au creux axillaire, il s'est produit trois nouveaux noyaux durs, de la grosseur d'un petit pois. La malade a souffert de son bras ; cependant elle passe de bonnes nuits, elle mange et travaille toutes les journées dans son atelier de couture.

En présence de ce retour offensif, je reprends le traitement (une injection de 3 centimètres cubes tous les dimanches).

La malade a été vue par Armand Gautier, Gérard Marchant, Michaux.

Cette observation est intéressante à plus d'un titre. Elle est le reflet des phases par lesquelles a passé la préparation du vaccin ; elle démontre ensuite qu'alors même que la guérison semble être obtenue, il est nécessaire de ne pas suspendre totalement les injections.

Nous tenons à donner aussi l'observation suivante qui remonte à près de deux ans et que nous devons au Dr Mercier, car il s'agit ici, non d'une tumeur épithéliale, mais d'un fibrome. Elle rentre, par conséquent, dans le second cas que nous avons envisagé, en parlant des indications que doit remplir un traitement rationnel de la cancérose.

Madame Ch..., agée de 47 ans, aucun antécédent héréditaire, réglée à 12 ans ; depuis a toujours eu une menstruation régulière, mais abondante.

Elle contracta vers l'âge de 12 ans, une fièvre typhoïde qui laissa comme accident tardif, une surdité de l'oreille droite avec une otorrhée qui persista jusqu'en mars 1899.

Mariée à 26 ans, elle accoucha laborieusement, l'année suivante, d'un enfant à terme.

A 29 ans elle eut un second enfant qui mourut de convulsions quelques jours après.

Un an s'écoula dans un état de santé relatif, quand survinrent tout à coup des accidents métrorrhagiques.

Le docteur B. qui la soignait alors, lui ordonna des dragées d'ergotine qui, sans supprimer les pertes, les atténuèrent durant quelque temps. Il constata bientôt sur le corps de l'utérus, le développement d'une tumeur fibreuse qui allait chaque année en atteignant un peu plus de volume.

Les accidents métrorrhagiques qui s'étaient légèrement amendés augmentèrent et la malade eut recours à l'électrothérapie.

Durant les premiers mois, les premières années mêmes, car la malade continua ce traitement pendant 6 ans, les pertes furent un peu moins abondantes et ne vinrent que par intermittences.

Malgré un suitement sanguin qui persistait dans les intervalles, la malade vaquait encore à quelques occupations, bien que la tumeur augmentât et rendît la marche pénible.

Mais, vers le mois de novembre 1898, malgré le traitement électrothérapique suivi, les accidents métrorrhagiques du début se montrèrent de nouveau avec plus d'intensité et la malade se mit au lit tout à fait.

Dans l'intervalle des pertes, l'écoulement sanguin était devenu plus abondant.

C'est à cette époque que je fus appelé près de la malade.

Pâle, exsangue avec un teint de cire et la voix presque éteinte, c'est ainsi que je trouvai Mme C. en février 1899. Peu de souffrances, d'ailleurs la tumeur n'exerçait de compression ni du côté du rectum ni du côté des uretères et cependant elle dépassait le niveau de l'ombilic. Je parlai d'une intervention chirurgicale qui fut refusée. Je me bornai alors à prescrire des injections chaudes et des préparations d'ergotine. Sous l'influence du traitement, l'écoulement sanguin se tarissait pendant 4 ou 5 jours, puis une nouvelle hémorragie survenait avec d'énormes caillots.

J'essayai divers autres hémostatiques qui me donnèrent quelques succès temporaires, mais la malade continuait à se plaindre de douleurs abdominales, de ballonnement, d'un malaise tel qu'elle désirait une nouvelle hémorragie qui la débarrasserait, disait-elle. Sur la demande du mari, je me décidai à expérimenter les injections des produits solubles retirés par Bra des cultures du champignon isolé par lui des tumeurs cancéreuses. Notre confrère voulut bien mettre à ma disposition les quantités nécessaires, tout en me prévenant que dans le cas présent, il ne comptait sur aucun succès. Je fis une première injection de 3 cc. le 21 mars 1899, qui fut bien supportée. Je revins deux jours après ; la malade accusait un mieux sensible ; j'en fis une seconde le lendemain et, deux jours après, les troubles abdominaux, les douleurs, le ballonnement avaient disparu. Notons en passant que l'otorrhée dont se plaignait la malade depuis l'âge de 10 ans a disparu sous l'influence des injections.

Je continuai à faire 2 injections par semaine, et l'écoulement sanguin ne survint que tous les 12 jours, puis de 20 jours en 20 jours, puis, au mois d'août, disparut complètement. La malade, qui gardait le lit depuis 8 mois, a commencé à se lever à partir de juin. Les forces et l'appétit allèrent en augmentant et la malade put sortir.

Actuellement, juillet 1900, c'est-à-dire 18 mois après le début des injections, les hémorragies n'ont pas reparu ; la tumeur a diminué de moitié et l'état général ne laisse rien à désirer. Il a été fait en tout 40 injections.

Il s'agit là d'un cas où tous les hémostatiques avaient échoué, et dont l'issue n'était guère douteuse, étant donné le refus de toute intervention chirurgicale.

L'état général s'améliore. — On observe un réveil des fonctions digestives, de l'activité nerveuse, une augmentation du poids. Tel malade qui gardait le lit se met à se lever, tel autre qui gardait la chambre se met à sortir, à se promener, à reprendre ses occupations. Alors même que les dimensions du néoplasme et les métastases interdisent tout espoir de guérison, il se fait une véritable rémission, une survie.

Il est bien entendu que ces améliorations sont proportionnelles à la gravité du mal et qu'il est des cas avancés où l'on n'observe aucune amélioration générale ou locale.

Sera-t-il possible d'augmenter la puissance curative du remède ? Nous avons fait différents essais. Nous nous sommes servi, par exemple, dans nos injections, des cadavres globulaires recueillis sur la porcelaine après la filtration des cultures stérilisées — le pouvoir curatif ne semble pas augmenté.

En attendant, dans les cas inopérables, le vaccin peut être considéré comme un agent spécifique très utile. Il rendra des services là où tous les palliatifs ont échoué. Bien différent de la tuberculine, le vaccin anticancéreux ne détermine aucun des symptômes généraux qui servent à caractériser une infection aiguë de l'économie. Le traitement ne cause, en outre, aucune difficulté d'application et se borne à faire, par semaine, deux et parfois trois injections de 3 cc. Telle est, du moins, la pratique employée jusqu'ici.

Nous résumerons ainsi l'état actuel de nos recherches thérapeutiques :

1° La Nectrianine et le Vaccin spécifique exercent, dans le cas de cancers inopérables, une action palliative incontestable ;

2° Le Vaccin, dans quelques cas de non-généralisation, possède une puissance curative manifeste ;

3° Son pouvoir préventif expérimentalement démontré, peut être utilisé à la suite des ablations chirurgicales, dans le but de prévenir la récidive.

INDEX BIBLIOGRAPHIQUE

ALBARAN : Sur des tumeurs épithéliales contenant des psorospermies. Compte rendu de la Soc. de Biol., 1889, p. 265-268.

ADAMKIEWICZ : Zur Krebsparasitenfrage (Central. f. Bakt., t. XV, 1894, p. 962) et Deutsche Klin. Woch., n° 18.

ADLER : Protozoa and carcinoma (American journal of med. sc., CVII, 1894, p. 63 et Central. f. Bakt., 1894, t. XVI, p. 311).

AIEVOLI : Richerche sur blastomiceti nei neoplasi con 18 tavola (Central. f. Bakt., p. 745, t. XX, 1896).

D'ARCY POWER : Recherches expérimentales sur l'étiologie du cancer. (Assoc. méd. britan., session de Bristol, 1894). — Epithelial changes produced by irritation. Journal of. Path. u. Bakt. 1894.

ARLOING : Discussion à propos de l'étiologie du cancer. Congrès de Budapesth (2-8 septembre 1894),

ARLOING et COURMONT : Sur le traitement des tumeurs malignes de l'homme par les injections de sérum d'âne ou préalablement inoculé avec du suc d'épitheliome (Bull. Ac. de méd. p. 537, 12 mai 1896).

BUSSE : Ueber parasitâre Zelleinschüsse und ihre Züchtung (Central. f. Bakt., vel. XXI, p. 175, 1894).

BURCHARDT : Ueber einen Coccidium im Schleimkrebs der Knochen und seine Danersporencyten (Virchow's Archiv, 1893).

BOSC : Le cancer (épithéliome, carcinome, sarcome) ; maladie infectieuse à sporozoaires (formes microbiennes et cycliques) ; pathogénie, histogenèse, prophylaxie. In-8° de 253 p. avec 11 planches et 34 figures dans le texte. Paris, 1898.

BUSSE : Ueber parasitäre Zelleinschlüsse und ihre Züchtung. *Centralblatt für Bakteriologie and Parasitenkunde*, 1894. Ueber Saccharomycosis hominis. Virchow's Archiv., 1895.

BORREL : Evolution cellulaire et parasitisme dans l'épithéliome (1890, Arch. de méd. exp., p. 786-797, pl. XII).

BARETTA : Thèse de Paris, 1896, n° 533.

BULLET : Acad. de méd., p. 537, 12 mai 1896.

Brummer : Traitement des tumeurs malignes par le sérum sanguin (*Médecine moderne*, 6 fév. 1897).

Behla : La répartition géographique du cancer (Centr. f. Bacter. XXVI, n° 20).

Bohne : Fortschritte der medecine, T. XV, p. 121-134.

Boas : Etude statistique sur 200 cas de cancer du tube digestif. *Congrès de médecine interne*. Wiesbaden avril 1900.

Brault : Sur la présence et le mode de répartition du glycogène dans les tumeurs, *Acad. des Sc.*, novembre 1894. Le pronostic des tumeurs basé snr la recherche du glycogène. *Revue des mal. cancer*, 20 septembre 1899.

Bra : D'un champignon parasite du cancer. Société de Biologie, 12 novembre 1898 et *Médec. moderne*, 19 novembre 1898. Du champignon parasite du cancer. *Presse médicale* 22 février 1899.

Bra : Cultures du Nectria parasite des chancres des arbres. Analogie de ces cultures avec celles du champignon parasite du cancer humain. *Acad. des Sc.*, 10 juillet 1899. Champignon parasite du cancer humain. Comptes-rendus du Congrès de Lille 1899.

Bra et Mongour : Des produits du champignon parasite du cancer humain et du nectria ditissima, Soc. de méd. de Bordeaux, 5 janvier 1900.

Barthélemy : Coup d'œil sur les glossopathies (*Rev des Mal. canc.* mars 1900).

Boureau : Essai de sérothérapie dans le cancer (Gaz. hebd. méd., 14 sept. 1895).

Clément : Des formes rares d'association du cancer et de la tuberculose (Virchovv. S. arch. Bd 139 Heft).

Claude : Cancer et tuberculose de l'estomac. *Soc. Biol.* 3 février 1899.

Chevalier : Le cancer et son parasite, thèse de Paris août 1899. Acad. des Sc., 21 mai 1899.

Corselli et Frisco : Pathogene Blastomyceten beim Menschen. Beitrage zur Etiologie der bösartigen Geschwülste (Central. f. Bakt., 1895, p. 604, t. XVIII),

Clarke : Bemerkungen über die Biologie der Alveolarsarkom. (Central. f. Bakt., t. XVII, 1895, p. 604). — *Du même:* Sporozoa in sarcom (Central. f. Bakt., t. XVI, 1894, p. 809).

Cazin et Duplay : Le parasitisme dans le cancer. (Congrès internat. d'hygiène de Londres, 1891).

Cazin : Des origines et des modes de transmission du cancer. In-8 de 95 p.; (Soc. d'ét. scient., Paris, 1894).

Cornil : Le parasitisme dans le cancer (Congrès internat. de Rome, 1894).

Cattle : Observations on the histology of carcinomata and the parasite like bordies fround in them (Journ. of path. and bakt., 1894).

Cattle and Millar : On certain gregarinida and the possible connexion of allied forms with tissue changes (cancer) in man. (The Lancet, 1893, 18 nov., p. 1236, et Central. f. Bakt., t. XV, p. 329).

Duplay : De l'étiologie du cancer. Congrès de Budapesth (2-8 septembre 1894).

DARIER : Sur une forme de psorospermose cutanée diagnostiquée acné cornée ou acné sébacée concrète. (Soc. de Biol. 1889. p. 234-236). — *Du même*: Sur la psorospermose folliculaire végétante (2e note, Soc. de Biol., 1889, p. 293-294). — La psorospermose folliculaire végétante Ann. de Dermat. et de Syphil., 2e série, t. X, 1889, n° 7, p. 597-612). — Sur une nouvelle forme de psorospermose cutanée, la maladie de Paget du mamelon (Soc. de Biol., 1889, p. 297-297).

DUPRAZ : Le sarcome de la prostate. *Rev. des mal. canc.* 20 juil. 1897.

FOA : Sur l'étiologie du cancer. Congrès intern. de Rome (Central. f. Bakt., t. XV, p. 816, 1894). — *Du même* : Sur les parasites du cancer (Arch. ital. de biologie 1892, t. XVIII, p. 19 et Gazetta delle Cliniche, décemb. 1891). — *Du même* : Sui parasitie sull'istologia patologica del cancers. (Arch. per le scienze medicha, 1893).

FABRE-DOMERGUE : Sur la signification des coccidies que l'on rencontre dans les néoplasmes (Congrès français de chirurgie, 1892).— Sur la désorientation de la cytodiérèse dans les cancers épithéliaux (C. R. de la Soc. de Biol., 1892). Discussion de l'origine coccidienne du cancer. (Annales de microgr., nos 2, 3, 4, 5, 11 et 12, 1894). — Les cancers épithéliaux, gr. in-8°, Paris, 1898).

FIESSINGER : La pathogénie du cancer. Revue de médecine, janvier 1893, n° 1, page 13. Nouvelles recherches sur l'étiologie du cancer, in Revue de Médecine T. XIII, p. 1893. Gaz. médicale de Paris, 5 mai 1892.

GIBBES : On the parasitic natur of cancer. (American Journ. of med. sciences vol. CVI, p. 1, 1893).

GUERMONPREZ : Contagion professionnelle du cancer. (*Acad. de méd.* 10 mars 1896).

GALLET et DESCHAMPS : Enquête sur le cancer en Belgique. *Soc. chirurg.* et *Scalpel*, juin, juillet 1896.

HACHE : Les coccidies dans les cancers épithéliaux (Soc. de Biol. 1890, p. 63-648). — *Du même* : Les coccidies dans les cancers épithéliaux (Union mod. du Nord-Est, 1890, n° 11).

HALLION : Hypothèse sur la pathogénie du cancer (Interméd. des Biologistes, n° 5, 1899).

HALL : Med. News. oct. 85).

HUGOUNENC et PAVIOT : Lyon. médical, 1896, p. 5.

HOLSTEIN (DE) L'albuminosurie comme signe de sarcomes primitifs multiples des os (*Semaine méd.* Paris 15 mars, 1899).

HENDLEY : Brit. méd. journ. 7 juillet 1888.

HARTIG : Untersuchungen aus dem forsbotanischen Institu Zu Munchen 1880.

ISCH-WALL : Arthritisme et cancer, Thèse de Paris 1890.

JURGENS : La Presse médicale, 1896. Les protozoaires du cancer, *Société* de méd. Berlin, 2 novembre 1898.

JOUIN : Épithelioma consécutif à un psoriasis. *Société clinique et Progrès médical* 1881.

KLEBS : Ueber das Wesen und die Erkennung der Carcinombildung (Deutsche med. Woch., 1890).

KRULOFF : Contribution à l'étude du cancer (Wratsch, n° 1, 1894).

KREMER : Ueber das Vorkommen von Schimmelpi'zen bei syphilis carcinom und sarkom (Central. f. Bak. 1896 p. 63-85).

KAHANE : Notiz betreffend das Vorkommen von Blastomyceten in Carcinomen und Sarkomen. (Central f. Bakt., t. XVIII, p. 616). — Ueber das Vorkommen lebenden Parasiten in Blute und in Geschwülstzellen bei Carcinomatosen. (Central. f. Bakt., t. XV, p. 413, 1894). — Weitere Mitteilungen über das Vorkommen lebenden Parasiten im Blute und in den Geschwülstzellen bei Carcinomatosen (Central. f. Bakt., t. XV p. 629, 1894.

KOROTNEFF : Rhopalocephalus carcinomatosus (Central. f. Bakt., Bd 13, p. 373-380 avec 15 figures). — *Du même* : Untersuchungen über den Parasitismus des Carcinoms (1 vol. 1893, Friedländer und Sohn ; Berlin).

LANCEREAUX : Les épitheliomes et le cancer (Rev. des mal. canc. 20 juillet 1898).

MALASSEZ : Sur les psorospermoses (Soc. de Biol. 1889, p. 226).

MILLER : Les parasites du cancer du col de l'utérus (Wratsch ; compte rendu du Ve congrès des médecins russes, 27 décembre 1893 à 3 janv. 1894).

MAFFUCCI E SIRLEO : Neuer Beitrag zur Pathologie eines Blastomyceten, (Central. f. Bakt.; t. XV, p. 641. 1895.

MORPURGO : Farbbare Körper in den Krebszellen (Congrès inter. de méd. de Rome, Central f. Bakt., t. XVI, p. 695, 1896. — *Du même* : Osservazioni ed esperimenti intorno ad un blastomiceto patogeno con inclusione detto steno nelle cellule dei tessuti patologici. Il policlinico II, fasc. 3, 1895.

MORACZEWSKI : Zeitsh, Phys. Che. 1896. Wirchow's Archiv. 1895. Zeitsch. f. Klin, Méd. t. XXXIII p. 384-431.

MONTAGNON : Mineurs et cancer (Loire médic. 15 fév. 1896.

MONGOUR : Des produits solubles du champignon parasite du cancer humain et du nectria ditissima parasite du cancer des arbres — Action physiologique et thérapeutique de la nectrianine, Société de médecine et de chirurgie de Bordeaux 5 janv. 1900. Journal de médecine de Bordeaux, 25 février 1900.

MONGOUR ET GENTÈS : De la nectrianine. (Bull. médical 18 juillet 1900).

METSCHNIKOFF : Carcinomes et coccidies (Revue génér. des sc., 30 septembre 1892, p. 629-635).

MULLER : Uber parasiten in Utérus Carcinoma (1895, t. XVII, p. 506, Central. f. Bakt., et Wratsch, n° 7).

NIEDERGALL : Gaz. méd. Paris 30 mai 1896.

NEWSHOLME : The Practitioner april 1899.

NILS-SJÖBRING : Ein parasitärer protozoartiger organismus in carcinomen. Fortschr. d. medicin. Bd. VIII, 1890, n° 14. S 529-542, Taf. VI.

NEISSER : Ueber das Epitheliom (sive molluscum contagiosum. Zeitsch. f. Derm. u. Syph. 1888, Bd. IV, p. 553).

Nepveu : Parasites dans le cancer, Arch. de méd., exper, janvier 1894, p. 301-840, pl. 1.

Von Niessen : Ueber Krebserreger (Central. f. die med. Wissens., mai 1894 et Central. f. Bakt., t. XVI, p. 137, 1894).

Noeggerath : Beitrag sur Struktur und Entwickelung der Carcinom (Central. f. Bakt., XV, p. 244).

Pilliet : Sur quelques formes de dégénérescence épithéliale rappelant les coccidies. (Trib. méd., 1891, p. 360).

Petroff : Parasite du sarcome (Gazette de Botkine, janvier 1894).

Pianèse ; Studi sul cancro (La Riforma méd.).

Pfeiffer : Beitrâge zur Kentniss der path. Gregarin. (Zeitsch. f. Hygiene, Bd V, 34., 1888.

Podwissozki : Développement des coccidies oviformes et ses liens avec la théorie parasitaire du cancer (Ve Congrès des méd. russes, section de bactér.). Progrès dans l'étude des parasites du cancer (Arch. russes de path., de méd. clin. et de bact., 1896, fasc. 1 et Annales de microgr., 1896, pag. 265). Presse médicale, 29 février 1896.

Prilleux : Maladies des plantes agricoles 1897.

Podwissozki et Sawtschenko : Ueber Parasitismus bei Carcinomen nebst Beschreibung einiger in der Carcinomgeschwülsten Schamarotzenden Sporozoen (Central. f. Bakt., 1892).

Pilliet et Piatot : Bull. Soc., anat.. mai 1897.

Plimmer. — The Practitioner, avril 1899. De l'étiologie et de l'histolog. du cancer, Soc. Royale de Londres, mars 1899.

Quénu et Landel : Des cancers du rectum, *Rev. de ch.* janv. 1898. Les palyadénomes du gros intestin. *Rev. chir.*, avril 1899.

Russel. — On adress on a characteristic Organism of cancer (Brit. med. Jour., 1890 et Brit. med. Journ. 1892).

Rossi-Doria : La teoria blastomycetica del cancro (Il policlinico, tom. I, fasc. 10).

Rosenthal. — Ueber Zellen mit Eigennewegung des Inhaltes beim Carcinom des Menschen und über die sogenannten Zelleinschlüsse auf Grund von Untersuchungen im lebenfrischen Material (Central. f. Bakt., 1896, tom. XIX, pag. 892).

Rosenthal. — Yeitsch. f. Physiol. 1895).

Roger Wilhams. — La fréquence croissante du cancer (British. Med J. 1896).

Richet et Héricourt : Traitement d'un cas de sarcome par la sérothérapie (Bull. Acad. Sciences, 29 avril 1895). De la sérothérapie dans le traitement du cancer (Acad. des Sciences, 21 oct. 1895).

Ruffer : Ueber Parasiten des Carcinoms (Central f. Bakt., tom, XVI, pag. 460, 1891).

Ruffer et Walker : On some parasitic protozoa found in cancerous tumours (Journ, of Path. a. Bakter., 1893).

Ruffer et Plimmer : Further researches on some parasitic protozoa found in cancérous tumeurs (Journ. of Path. a Bact. 1893).

Rossi : I corpuscoli fuscina di Russel (Central. f. Bakt., tom. XV, pag. 771, 1896.

Ribbert : Die neueren Untersuchungen über Krebsparasiten (Central. f. Bakt., pag. 962 et Deutsches med. Woch. 1896, page. 15.

Roncali : Sopra particolori paressiti rinvenuti in un adeno-carcinoma (papilloma infettante, della ghiandolo ovaria. Il policlinino et Ann. de microgr. 1895) — *Du même* : Sur l'existence des levures dans les sarcomes (Ann. de micr., 1896, p. 449, 497). — Mikrobiologische Untersuchungen über einen Tumor des Abdomens. (Ctntral. f. Bakt., t. XXI, p. 517). — Di un nuovo blastomycete isolato da un epitelioma della lingua e delle metastasi ascellari di un sàrcoma delle ghiandola mammaria, patogeno per gli animali, e molto simile, per il suo particolare mode di degenare ne tessuti delle cane al saccharomyces lithogenes del Sanfelice (Contributo all'etiologia del neoplasmi maligni (Central. f. Bakt., t. XX, p. 481, 1896). — Die Blastomyceten in den Adenocarcinom des Ovariums. 2 Mitteilung, weitere Versuche (Central. f. Bakt., 1895, t. XVIII, p. 353, mit I Tafel.). — Die Blastomyceten in den Sarkomen. Volaüfige Mitteilung. (Central. f. Bakt., 1895, t. XVIII, p. 432).

Strœbe ; Zur Kenutniss verschiedener celluläre Vorgange und Erscheinungen in Geschwülsten (Zieglers Beiträge, 1892).

Steinhouse : Ueber die parasitäre Aetiologie des Carcinoms. (Central. f. allg. n. Path. Anat., 1894).

Sawtschenko : Weitere Untersuchungen über schmarotzenden Sporozoen (Central. f. Bakt., 1892). — Weitere Untersuchungen über die Krebsparasiten (zur Entwickelungsgeschichte dervelben. Central. f. Bakt., t. XV, p. 485, 1894).

Soudakewitch : Parasitisme intracellulaire des néoplasies cancéreuses. (Ann. de l'Inst. Pasteur, vol. 6, p. 145, 1892). — *Du même*: Ueber Erscheinungen der Metachromasie, welche von den in Carcinomzellen parasitirenden Sporozoen manifestirt wurden. (Central. f. Baqt., 1893.)

Secchi : « Ueber die pathogène Wirkung der Blastomyceten und ihre Bedeutung in der Ætiologie der Neubildungen und anderer Krankheiten ». *Monatshefte für prakt. Dermatologie*. Bd. xxv, 1897.

Sanfelice : Ueber eine für Tiere pathogene Sprosspilzart und über die morphologische Uebereinstimmung welche sie bei ihren Vorkommen in der Gewebe mit den vermeintlichen Krebscoccidien zeigt (Central., f. Bakt., t. XVII, p. 113, 1895). — Ueber die pathogenen Witkung der Sprosspilze zugleich ein Beitrag zur Ætiologie des boesartigen Geschwülste (Central. f. Bakt., t. XVII, p. 625, 1895). — De l'action pathogène des blastomycètes. (Annali d'igiene sperimentale V, p. 239 et Ann. de microgr. t. VII, p. 500).

Sicciardi : Inoculazione ed esame del late batterico e protozoi del sangue di individui con tumori nelle fase di metastasi (Central. f. Bakt,, t. XVII, p. 670, 1895).

Trasbot : Sur la transmissibilité du cancer (Central. f. Bakt.. t. XVI, 1894).

THOMA : Ueber eigenartige parasitäre Organismen in den Epithelzellen der Carcinomen (Fortschritte der Medecin, 1889).

TULASNE : Selecta fungorum carpologia 1865. III p. 73, 75.

TORÖK : Die neueren Arbeiten über die Psorospermien der Haut (Monats. f. prakt. Dermatol., 1892), Discussion au congrès de Budapesth 1894.

VEDELER : Das Lipomprotozoon (Central. f. Bakt., 1896. p. 274). Das Myomprotozoon (Central. f. Bakt., t. XVII, 1895, p. 249). Das Sarkomprotozoon (Central. f, Bakt., 1894, p. 16, p. 849).

Vos (de) : Annales de l'Institut Sainte-Anne, mars 1897, pag. 170-76.

VINCENT : Sur la présence d'éléments semblables aux sporospermies dans l'épithélioma pavimenteux (Soc. de Biol, 1890, p. 121-123.

— *Du même* : Les sporospermies dans l'épithélioma pavimenteux (Ann. de microgr., t. III, 1890, p. 105-117, pl. V).

VUILLEMIN : Cancers et tumeurs végétales, Bulletin de la Société des sciences de Nancy. Séance du 15 février 1900.

VOLKMANN : Su. histologie des Muskelkrelbs, Virchows archiv. Bd. 50, 1870, p. 543-549.

VOLOWSKI : Inoculation conjugale du cancer Vrasch 1896, p. 1414.

WALDEYER : Virchow archiv. bd. 55 1872.

WICKHAM : Congrès internat. de Dermat., 8 août 1889 : Anat pathol. et nature de la maladie de Paget du mamelon (Arch. de méd. exp. t. II, 1890, p. 16-61). Maladie de la peau dite maladie de Paget, Thèse, 1890. G. Masson, Paris, 186 p. 4 pl.

ZOJA : Arch. méd. per la science méd. 1893.

TABLE DES MATIÈRES

Châteauroux. — Imp. P. Langlois et Cie

www.ingramcontent.com/pod-product-compliance
Ingram Content Group UK Ltd.
Pitfield, Milton Keynes, MK11 3LW, UK
UKHW020152200726
13856UKWH00003B/956

9 782011 913050